U0009553

CARE
Good Care ,
Good Living

CARE

Good Care ,
Good Living

CARE
Good Care ,
Good Living

care 61
尿路快意通

作　　者：吳勝堂
插　　畫：小瓶仔
責任編輯：劉鈴慧
美術設計：張士勇
校　　對：陳佩伶
出 版 者：大塊文化出版股份有限公司
台北市10550南京東路四段25號11樓
www.locuspublishing.com
　　　　　讀者服務專線：0800-006689 TEL：(02) 87123898　FAX：(02) 87123897
　　　　　郵撥帳號：18955675　戶名：大塊文化出版股份有限公司
法律顧問：董安丹律師 顧慕堯律師
版權所有　翻印必究

總 經 銷：大和書報圖書股份有限公司
地　　址：新北市五股工業區五工五路2號
TEL：(02) 89902588 (代表號)　FAX：(02) 22901658
製　　版：瑞豐實業股份有限公司
初版一刷：2018年12月
定　　價：新台幣380元
ISBN：978-986-213-939-4
Printed in Taiwan

尿路快意通

吳勝堂／著

目錄

正常排尿功能的神經控制 / 上運動神經元損傷 / 下運動神經元損傷 / 保守治療方式 / 痙攣性神經性膀胱的藥物治療 / 鬆弛性神經性膀胱的藥物治療 / 膀胱內藥物灌注治療 / 手術治療

序

醫病間充分溝通
對療程或預後追蹤都很重要

吳勝堂

　　踏入泌尿外科領域已過二十年，據我觀察很多事情醫師們會覺得理所當然，就像每天面對這樣的疾病，會覺得這不就是一個很稀鬆平常的「疾病常識」嗎？可是對很多來看診的病人，卻是模糊的、甚至沒概念的。我相信，在門診，絕大部分的醫師都很願意和病人多作病情的溝通，為難的是，診間外還有很多患者在等待，明明是上午的門診，往往醫師看到下午診都開診了還看不完，在現今的醫療環境下，竟漸漸成了見怪不怪的事。

　　尤其是上了年紀的病人，掛了號眼巴巴的等啊等，輪到他進診間，本來想要問的七八個問題，結

果只問了兩三個，其他的就忘記要問什麼了、或是不知道該怎麼問法，不論是對病情有疑問、或第一時間聽不懂醫師的解釋，慢慢地便覺得，看醫問診成了件有壓力，甚至受委屈的事。

　　現在的老人家不見得跟兒女同住，即便兒女陪同就診，也時常對父母的生活現況不甚了解，畢竟並不是 24 小時住在一起；年紀較大的病患，有時候在短時間的看診當下，也很難將問題表達得清楚……這些門診所見，是促使我完成這本書的動機，希望藉著這本書，和泌尿科的病人或家屬，能對疾病有所「共識」，對醫病溝通容易「聚焦」，這對痊癒或預後觀察都很重要。

　　這本書，我想以平常在臨床上跟病人溝通的心得，實務上會發生的事情，跟讀者朋友們討論。用一般民眾的角度，來看泌尿系統症狀或疾病這件事情。這樣醫病之間在診間，有了充分的溝通與理

解，對疾病治療過程與效果或預後追蹤觀察都很重要。

　　臺灣現在已經進入高齡社會，很快地便會進入超高齡社會，任何人都期望不只要活得久，還要活得好，能時時保持好的生活品質。但有些疾病會隨著年齡來敲門，譬如攝護腺疾病、腫瘤，這一部分都是年紀漸長才會發生的事。又如排尿的問題，雖然平常時大家都習慣成自然，但是一旦產生問題，這是最影響生活品質的事情之一，會讓人在社交活動上不敢參與、被迫退出職場，甚至連與家人朋友一起旅行都不敢。有病人跟我說：「因為尿失禁，嚴重影響到上班、社交，害怕因為有異味，造成很大的心理壓力。」有時後，一個老人家出不了門，不是他「不想」出門，而是他「不敢」出門。

　　我希望能用簡單扼要的方式，讓大家對泌尿科疾病有初步了解，看診溝通時，可以跟醫師在比較

貼近的角度上去看病情，不要恐慌，能對治療有更多的信心與了解。再者，現在網路的訊息實在太多了，真真假假不盡然都是正確的，也希望藉由此書，讓讀者朋友能分辨錯誤的觀念，不要以訛傳訛、不要延誤就醫。

即便是年輕朋友，也可以從書中幫高齡的父母或長輩注意些什麼，希望年輕人對高齡長輩，可以有些生活起居上的提醒與關懷。很多長輩對泌尿系統方面的疾病，是比較不會主動提出來的。因為他們會直覺這就是老化的現象，是功能上、機能上的問題，老化就是會這個樣子，就當作是順其自然；晚上得多起來幾次上廁所，相對睡眠變短，睡眠與生活品質當然變差。

現在大家對自己的健康都很注重，個人或公司行號會安排定期的健檢，不論是基本健檢或高階健檢，常會總結出報告，建議受檢者因排尿問題或是

相關的泌尿疾病，到大醫院做進一步的檢查。臨床上比較常見的問題，譬如小便尿液的檢查，發現有尿蛋白，即所謂的「蛋白尿」；大部分泌尿科醫師會建議，第一線還是先由腎臟內科做篩檢，以查出原因。其次是顯微性的血尿，或是在尿中看到一些結石的結晶體等，就必須由泌尿外科來做進一步的檢查。這些是在健檢發現異常時，可能有些民眾會困擾，不是很清楚到大醫院，該看哪一科的醫師才對。

　　這本書要謝謝一樣任職於三軍總醫院泌尿科，我的好同事陳進利主治醫師，花很多的時間及精神幫忙提供資料及協助完成書稿，希望這本書能讓病友及其家屬，在和醫師的溝通上能更精準深入，也期盼日後一旦需要照顧有泌尿系統相關疾病的家人或親友時，能夠有所幫助。

　　祝福大家，都能尿路快意通！

第一章

泌尿「外」科

◎ 男性的泌尿生殖系統

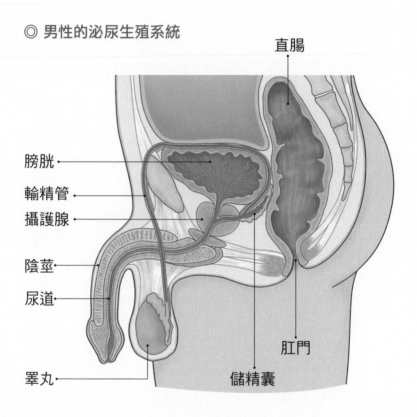

男性泌尿生殖系統包括了膀胱、攝護腺、陰莖、尿道、睪丸、直腸、儲精囊、輸精管、肛門，都屬於泌尿科範圍。

◎ 女性的泌尿生殖系統

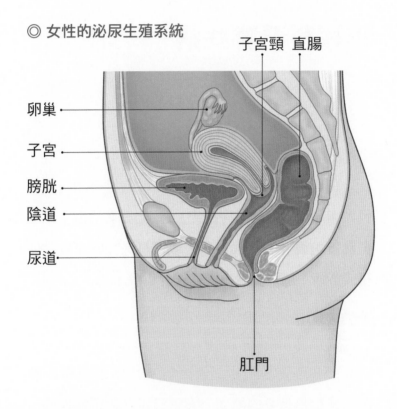

子宮頸　直腸

卵巢

子宮

膀胱

陰道

尿道

肛門

　　女性生殖系統是歸婦產科醫療領域，其餘女性的泌尿相關疾病，還是建議至泌尿科診療。

泌尿科看哪些病

　　在泌尿科門診，有時候會出現跑錯科的病人，例如與痛風有關的「尿酸症」，病名雖有「尿」字，但其實是屬於新陳代謝科、或風濕免疫關節科；便秘或痔瘡，應找腸胃科或直腸外科看診。

　　泌尿系統的疾病，倘若發病初期沒有徹底解決，特別是感染的問題，細菌沒完全殺滅就停藥，殘留的病菌仍然潛伏在體內，一旦過度疲勞或生活壓力太大、身體抵抗力降低時，殘留的細菌很容易再滋生繁殖，這是泌尿系統感染會反覆發作的原因。

　　泌尿系統是由我們的腎、輸尿管、膀胱、尿道所組成，再加上男女各自的生殖系統。

「泌尿科」和「腎臟科」有什麼不同

　　泌尿科有人稱為泌尿外科，到底跟腎臟科在各自的領域上有什麼差別？

　　腎臟科其實是屬於內科的一個專門部門，治療腎臟功能相關內科疾病，包括體內離子跟酸鹼的平衡，因為這是腎臟所扮演的主要功能；至於腫瘤，當腎臟內科診斷病人有腫瘤疾病時，便會進一步轉到泌尿外科做治療。

　　我踏入泌尿外科領域已過二十年，據觀察很多事情醫師們會覺得理所當然，每天面對各種不同的疾病，會認為這不就是一個很稀鬆平常的疾病常識嗎？可是對很多病人來說卻是模糊的。就像門診病人會問：「我有糖尿病，醫生是不是可以順便幫我治

一治？」、「醫生，我最近尿酸很高，該怎麼辦？」彷彿只要扯到「尿」這個字，來找泌尿科就對了。

但是，不論是糖尿病、尿酸很高，這些都屬於新陳代謝科，而不是泌尿科的疾病範疇。又如：

「我覺得最近腎功能不好。」

「糖尿病久了，有腎臟指數升高的問題。」

「最近發現身上有水腫的狀況。」

這些問題，可能跟腎臟科都有關係；甚至所謂的「血液透析」、「洗腎」等病人，都是由腎臟科在看診治療。

哪些腎臟疾病需要外科介入

診斷出有腫瘤

不管是良性或惡性，需進一步到泌尿科來做確認，甚至接下來要做治療或是手術。

感染

感染在內科、腎臟科皆可以治療，在泌尿科也可以治療，但比較特殊的是，若是病人是因為結石所造成的感染，或是因為堵塞、腎水腫，所造成的感染，必須要先解決結石與阻塞，才能解決感染的問題，此時就屬於外科治療的範疇。

洗腎患者

腎臟移植是由泌尿科醫師所執行，腎臟移植術後的病人照護、追蹤，也是由泌尿科醫師所負責。

泌尿科與腎臟科可大致區分為需要手術處理的病患，屬於泌尿科範疇，若是不需要手術治療的病患，大多數是屬於腎臟科的疾病；如果是腎臟功能損傷，大部分是屬於不可逆的，無法像肝臟一樣，可以再生，除非是急性腎功能損傷，才有可能在快

速的矯正後，獲得恢復，如果是慢性的功能損失，大部分可能不會恢復。

　　腎臟科醫師對疾病的醫治，主要是預防腎臟功能變得更差，臨床上若是有可以解決的病灶，例如尿路堵塞、結石等病況，即需要泌尿科醫師解決排尿管道的通暢。

泌尿科常做的檢查

　　泌尿科常見的檢查，除了「膀胱尿路動力學」此項專一性的檢查，必須由泌尿科醫師，或泌尿科專業的技術員來完成之外，一般常見對泌尿系統疾病的診斷所會安排的檢查包括：

- 尿液檢查。
- 抽血檢查，包括腫瘤指標、腎功能評估。
- 影像學檢查，例如超音波、X光，或泌尿系統尿路攝影檢查。

尿路動力學檢查

是藉由尿動力學分析儀（尿動力學檢查機），測量膀胱與尿道壓力的變化及括約肌收縮情形，以了解膀胱與尿道的肌肉、神經，和括約肌功能，在解尿過程中是否運作正常的一種檢查。

膀胱尿路動力學檢查，因在檢查過程中需要從尿道置入一條細的專用檢測感應管，屬於侵入性的檢查。檢查項目包括尿流速檢查、膀胱壓力肌電圖、尿道及括約肌肌電圖；檢查主要針對疑似膀胱及尿道生理功能異常，需要進一步評估的病人。藉由膀胱尿路動力學檢查，醫師能獲得較多、較完整關於膀胱尿道儲尿及排尿的功能數據，判斷排尿相關疾病或症狀的根本原因。

當醫師要確診下泌尿道症狀的原因時，也可安排尿路動力學檢查，判斷病人是單純的攝護腺肥

大，或是有其他的膀胱功能障礙所致。例如神經性膀胱，透過尿路動力學檢測，可幫助診斷病人是否有膀胱出口的尿路阻塞，包括攝護腺肥大、或尿道狹窄、神經調控失調，或是膀胱逼尿肌或平滑肌的功能損傷，造成了下泌尿道的症候群。

需做膀胱尿路動力學檢查的狀況

如果病人有明顯的排尿問題，經檢查並不像因攝護腺肥大造成的症狀，或是攝護腺藥物治療效果不如預期，個人有神經或腦部相關疾病病史、長時間的系統性慢性病如糖尿病、慢性肺疾、免疫疾病等，脊椎相關問題造成神經壓迫症狀，甚至曾經接受骨盆相關手術或放射線治療後，這些狀況都需考慮是否為主要成因，損傷了膀胱功能、因而造成排尿障礙，這時需考慮安排膀胱尿路動力學檢查。

　　接受膀胱尿路動力學檢查並無特別的禁忌症，但檢查時機應盡量避開這些情況，例如感染、剛動完膀胱或尿道手術後等等的急性時期。

膀胱鏡檢查

　　66 歲的蔣先生，自覺近半年以來，開始有小便次數變多、夜間起床的排尿次數約 3-4 次、尿流速度變得緩慢、尿完後很快又想要再解小便，為此前來泌尿外科就診。初步判斷，蔣先生應為攝護腺肥大所引起的下泌尿道症狀，經直腸攝護腺超音波檢查，顯示攝護腺體積為 43 公克，有攝護腺肥大的狀況。

　　使用藥物治療約兩個月後，蔣先生表示白天頻尿狀況稍有改善，但夜尿情形仍有 3-4 次之多，與

他討論後，進一步安排膀胱鏡檢查，確定是否有攝護腺肥大所造成的膀胱內突出或尿路阻塞狀況，並一併評估膀胱內是否已產生小樑化或纖維化，甚至是否有可能因膀胱內腫瘤造成尿路阻塞情形。

　　小樑化的形成，是因為攝護腺肥大，導致膀胱出口阻塞，膀胱逼尿肌在長期用力排尿下，致使逼尿肌增生，膀胱壁肥厚，長期下來逐漸形成小樑化。

　　當膀胱壓力太高，括約肌太緊，使得尿液排不乾淨，加上慢性尿路感染等因素，柔軟的膀胱壁會慢慢的變厚、變硬，醫學專有名詞稱之為「膀胱壁小樑化」。

　　膀胱小樑化會讓膀胱變得沒有彈性。

◎ 膀胱小樑化

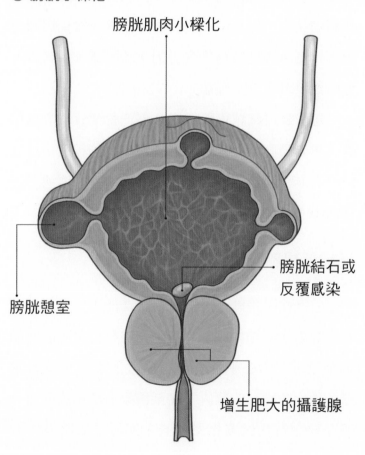

膀胱肌肉小樑化

膀胱結石或
反覆感染

膀胱憩室

增生肥大的攝護腺

好在經過膀胱鏡檢查後，發現蔣先生膀胱內並無腫瘤發生，但有明顯的膀胱逼尿肌小樑化與尿路阻塞情形，因此與蔣先生討論：若服藥效果有限，考慮做手術進一步治療。

膀胱鏡可確認實際的尿路壓迫狹窄狀況，也可進一步診斷膀胱小樑化及膀胱纖維化的程度，以及是否有其他膀胱癌的狀況。膀胱鏡檢查，也適用於當病患考慮採用手術治療時的術前檢測。

逆行性尿路攝影

逆行性尿路攝影，是針對腎功能不佳，不適合接受靜脈注射顯影劑的患者；其次是針對可能對顯影劑過敏，卻必須進一步診斷輸尿管狹窄或腎水腫、積水等病況的原因，甚至懷疑有腫瘤疾病時，即需要逆行性尿路攝影檢查。逆行性尿路攝影檢查，一般由泌尿科醫生來操作。

腎功能不佳
不適合接受靜脈注射顯影劑的患者

逆行性尿路攝影檢查，檢查過程中顯影劑只存在尿路系統內，不會進入腎臟。對腎功能不佳的病患，因為靜脈注射的顯影劑顆粒比較大，於腎臟過濾時可能會造成腎絲球的堵塞、損傷。因此，在腎功能不佳的病患，利用「逆行性尿路攝影」的特性就不會有腎絲球過濾顯影劑的狀況，可避免造成腎毒性或腎功能損傷。此項檢查屬於泌尿科醫師操作獨特的診斷方式。

針對可能對顯影劑過敏的病患

此項檢查的作法是由泌尿科醫師在局部麻醉，或是全身、半身的麻醉狀況下，透過膀胱內視鏡進到膀胱內，同時放置一根細的導管，在膀胱內的檢

查側輸尿管開口往上推，放到輸尿管內，施打顯影劑進行檢查。檢查的重點在於顯影劑只存在於尿路系統內，不會進入血管或吸收，所以對顯影劑會過敏的患者，是可以接受檢查的。

腎臟腎盂腎炎

上泌尿道系統疾病，主要為腎盂腎炎，下泌尿道系統疾病則包括膀胱發炎或尿道發炎。有超過八成以上的泌尿道感染致病菌，實際上是正常存於人體腸道的細菌，因過度在泌尿道增生繁殖因而造成感染。

上泌尿道系統感染腎臟，最常見的發炎感染疾病是腎盂腎炎，其中又以女性的發病率要高於男性。發病途徑有：

血行性的發炎感染

臨床上常見的徵兆為發燒、寒顫、身體虛弱、

側腰部會有痠痛感。主要是感染的細菌，經由血液流到腎臟所造成的腎盂腎炎，血行性的腎臟發炎感染，大約佔 3%，大部分為葡萄球菌的感染。

逆行性的發炎感染

主要是細菌經由尿道上行，經過膀胱、輸尿管，再到腎盂而造成的腎盂腎炎。

33 歲的丁小姐門診就醫時表示：「已經有兩天左右的時間，小便會有灼熱感、頻尿、但是每次尿量都不多、下腹部悶悶的不舒服、而且右側腰部會有痠痛感，體溫有發燒。有大量喝水卻不見改善。」丁小姐的臨床表現，便為典型的泌尿道發炎合併腎臟腎盂腎炎的症狀，會有頻尿、急尿、排尿疼痛、下腹部悶痛、側腰部痠痛、發燒，甚或是血尿等症狀。

臨床症狀

　　發作通常是在單側，但有時候可能雙側都會同時發生。逆行性的發炎感染居多，其中以大腸桿菌最為常見，其次是克雷伯氏菌、綠膿桿菌等。

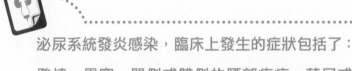

　　泌尿系統發炎感染，臨床上發生的症狀包括了：發燒、畏寒、單側或雙側的腰部疼痛、菌尿或膿尿。有些病患也會發生膀胱刺激的症狀，如頻尿、急尿、解尿疼痛、血尿，甚至發生噁心嘔吐等腸胃道的症狀。

　　由於大腸桿菌，克雷伯氏菌屬等致病菌，帶有P型散毛（P-fimbriae），具有泌尿道上皮細胞的高吸附性，是腎盂腎炎的重要致病因素。

致病高危險群

　　包括糖尿病患者、尿路結構性阻塞（例如：尿路阻塞患者、尿道口狹窄、尿道瓣膜、腎盂輸尿管連接處的狹窄、膀胱憩室）、攝護腺肥大、反覆泌尿道發炎感染、曾接受過泌尿道侵入性治療及檢查（如膀胱鏡、輸尿管鏡），有腎臟結石、神經性膀胱、膀胱輸尿管逆流病症，性活動頻繁，及懷孕婦女，皆是好發高危險群。

檢查方式

血液檢查

　　判斷是否有白血球增加、升高；血液檢查的發炎指標，如 C 反應蛋白（CRP）或紅血球沉降速率（ESR）均會上升，必要時還需做血液細菌培養。

尿液常規檢查及尿液培養

尿液常規檢查可以初步判斷是否有細菌感染，尿液細菌培養可以得知何種菌種感染，及菌種對抗生素藥物敏感性測試，是否有抗藥性產生，可以作為抗生素治療的重要參考。

影像學檢查

包括一般腹部 X 光，有時可發現明顯的尿路結石；腎臟的外型可能因為腎臟發炎水腫，而導致腎臟腫大或外型看得不清楚。

靜脈注射泌尿系統攝影檢查

檢查感染是否合併有尿路阻塞、尿路結石，或是腎盂輸尿管水腫、積水。因為需注射顯影劑，檢查前須注意病患過去對顯影劑靜脈注射有無過敏史

及腎功能評估。

腎臟超音波檢查

有時會發現腎臟有結石、腎積水，或其他腎臟實質病灶。

電腦斷層檢查

懷疑病灶或需進一步評估的檢查，某些情況下當作診斷尿路結石的影像評估。

治療方式

● 正常的作息及充分的休息、充足的水分補充。

● 糖尿病患者，血糖控制穩定。

● 抗生素治療在初期細菌尚未培養出來之前，會先以廣效性的前線抗生素治療，待細菌培養出來後，評估治療效果需要時，再以專一

特定的後線抗生素治療，治療的期程需依病患的臨床症狀而定，一般大多一周內，有時可能會延續到 2-4 周的治療時間。臨床上如果控制得當，通常預後良好。但是病患若沒有接受適時適當治療，可能併發菌血症、敗血病，以及氣腫性腎盂腎炎，此時的致死率可能高達 50% 或以上。

臨床上須注意衛教病患：

時時保持會陰部的清潔，盡量避免憋尿。日常充足的水分攝取。若是因為治療不完全，病患可能會進展至慢性腎盂腎炎。

慢性腎盂腎炎可能會造成腎臟結疤，甚至進而萎縮，嚴重者會造成尿毒症，病患需要接受洗腎。

　　因此臨床上在治療腎盂腎炎時，除需控制發炎感
染，還需找出病人反覆感染的根本原因，加以處
理，避免進展到不可恢復的腎功能損傷。

下泌尿道的症狀與檢查

　　下泌尿道症狀包括頻尿、夜間排尿次數增加、急尿、尿流速緩慢、排尿中斷、排尿躊躇（意指站了很久、尿很久的意思，須用力排尿且尿不乾淨，在尿末的時候，會有滴滴答答的狀況）、殘餘尿量增加、急性尿滯留。

　　攝護腺的正常大小大約為 20 公克，嚴重的攝護腺肥大會造成下泌尿道症狀，影響到解尿解不乾淨，造成泌尿道容易發炎感染，儲尿減少或餘尿（殘尿）增加，產生頻尿、夜間上廁所（夜尿）次數增加，導致生活品質的下降及身體心靈狀況受影響。

　　臨床上，下泌尿道症狀的嚴重程度、治療效

果，跟攝護腺的體積大小，並不一定成固定比例。
通常隨著年齡漸長，攝護腺增大、增生時，就會產
生壓迫尿道的症狀，造成排尿障礙，及臨床所謂的
「下泌尿道症狀」。

病人的自覺

當病患開始自覺有攝護腺問題時，通常代表可
能發生了這些症狀之一或更多：

- 小便次數增加。
- 排尿啟動障礙。
- 時常需要用力解小便。
- 尿流變細。
- 尿末時會滴滴答答。
- 解尿解不乾淨。
- 殘餘尿量變多。
- 夜間排尿次數增加。

● 下腹部時常會有悶悶脹脹的感覺。

　這些現象可能都已經開始產生下泌尿道症狀了；這裡必須提醒：

　下泌尿道症狀是攝護腺肥大的一些主要症狀，但並非為攝護腺肥大所特有，其他疾病例如：泌尿道發炎、尿道狹窄、膀胱腫瘤、尿路結石等，可能也都有類似的臨床症狀表現。

　攝護腺肥大越嚴重，可造成越嚴重的下泌尿道症狀，但是並不代表稍微肥大的攝護腺，就不會造成嚴重症狀。實際上下泌尿道症狀嚴重程度與否，是取決於尿道、尿路阻塞的一個程度，並非完全正比於攝護腺肥大的體積。

屬於下泌尿道症狀之一的「儲尿症狀」，包括頻尿、夜尿增多、急尿以及尿失禁等症狀。

血尿

增生的攝護腺腺體表面，黏膜血管容易破裂，當破裂的時候便可能會產生程度不同的血尿。

長期排尿困難的後果

攝護腺肥大導致長期的排尿困難，也可能造成腹壓增高；因為排尿障礙，致使病人需要使用腹部肌肉用力壓迫膀胱幫助排尿，可能因此會造成腹股溝疝氣，或是痔瘡惡化等。長期過度使力的膀胱，可能會形成膀胱肌肉的小樑化及纖維化，造成膀胱儲尿及排尿功能受損，長期下來可能會導致病人腎功能變差甚至引發急性腎衰竭。

75 歲鄭老先生在門診主訴：「最近一年多來有

頻尿、夜間排尿 6-7 次、排尿得用力、小便細細的、快尿完時會滴滴答答、常解尿解不乾淨、尿急時會漏尿，時常感覺下腹部脹脹的，而且最近開始雙腿會浮腫，症狀越來越嚴重。」

經抽血檢查發，現老先生腎功能已有損害（肌酸酐 2.1 mg/dL；參考值為 1.0 mg/dL 或 1.2 以內），除了雙側下肢有水腫以外，還發現老先生的右側腹股溝處，有鼠蹊部疝氣突出。他的狀況即是輕忽了攝護腺肥大除了排尿症狀外所可能帶來的併發症，若持續不治療，將致使腎臟功能更加惡化，可能還會面臨洗腎的問題。

膀胱功能的評估

臨床上常用來評估膀胱功能的工具很多，除了臨床症狀、病史外，請病人自我記錄至少三天的排尿日誌，可以協助醫師了解病人每次排尿的時間頻

率、尿量多寡,甚至可能的膀胱容量等,也可以評估是否有頻尿、急尿、夜尿或是夜間多尿等狀況。

　　病人常聽到的尿路動力學檢查,是無侵入性的尿流速檢查,加上經尿道放置細的感應導管到膀胱內,用以檢測餘尿、膀胱容量、膀胱肌電圖、膀胱壓、尿道肌電圖、尿道壓力等資訊。若配合錄影式尿路動力學檢查,可以得到更符合實際生活狀況下的膀胱儲尿及排尿情形。

神經性膀胱

　　神經性膀胱的診斷，除詳細的病史詢問，要注意病人是否同時有糖尿病、中風、帕金森氏症的病史，以及是否曾有脊椎的創傷病史，或退化性疾病造成神經受損等。

　　理學檢查須注意：

　　病人背部是否有無異常的凹陷、血管瘤、是否曾經接受過脊椎的手術疤痕。若臨床上有這些發現，需懷疑病患可能有脊椎神經損傷，也因此可能影響到膀胱的神經支配作用。

理學檢查還需注意病患的肛門外括約肌收縮反應，男性的陰莖球海綿體，及女性的陰蒂反射檢查。綜合以上的評估，以確診病患是否有神經損傷造成的神經性膀胱。

下腹部膀胱的觸診

看是否可摸到鼓脹的膀胱，以及有無下腹部的手術疤痕。相關檢查可以安排尿流速的測定、尿流動力學檢查、膀胱肌電圖檢查、腎盂攝影、超音波檢查、血液肌酸酐腎臟功能檢查、尿液檢查，以及膀胱內視鏡檢查。

正常排尿功能的神經控制

排尿的神經控制，主要包括了大腦皮質、橋腦、脊髓和周邊神經系統（包括自律神經的交感神

經、副交感神經和體神經），彼此協調，完成儲存尿液和排出尿液的膀胱功能。

自律神經系統

來源為胸椎第 11 節至腰椎第 2 節 (T11-L2) 的胸腰部脊椎神經的交感神經，主要功能為控制膀胱頸及尿道的平滑肌收縮；副交感神經來自薦椎第 2 節至第 4 節 (S2-S4) 的薦椎神經，主要功能為控制膀胱逼尿肌的收縮。

體神經

主要來自於會陰神經，提供人為控制尿道外括約肌的功能。當膀胱執行儲尿時，交感神經會使膀胱逼尿肌放鬆，並使膀胱頸及尿道括約肌收縮，使膀胱可以順利的完成儲尿動作。在排尿時，副交感神經會使膀胱逼尿肌收縮，並使膀胱頸及尿道括約

肌放鬆，使尿液能夠順利的排出。臨床上依據神經損傷部位不同，可將神經性膀胱患者分為：

上運動神經元損傷

來自較高位的中樞神經損傷，通常是腰椎以上。

這樣的患者，膀胱大多常會呈現不自主收縮的「痙攣型」神經性膀胱，膀胱容量通常較小，常常小於 300cc。由於膀胱不自主的收縮，臨床表現常常會有頻尿、急尿，甚至是急迫性尿失禁等狀況。

66 歲陳先生中風臥床已經三個月，陳太太發現自中風以後，陳先生就變得很頻尿，但是小便量變得比較少，尿布上有時會有漏尿的情形。經泌尿外科門診後，陳先生的臨床表現即為中風後導致上運動神經元損傷所造成的「痙攣型」神經性膀胱。

下運動神經元損傷

　　通常來自於較低位的薦椎以下的神經損傷，大多致使膀胱逼尿肌失去收縮功能。

　　臨床上，膀胱常常會脹得比較大，且無法順利將尿液排乾淨，造成「滿溢性」的尿失禁，所以除了頻尿、急尿、排尿困難外，通常也容易併發發炎、感染等症狀。

　　神經性膀胱除了造成下泌尿道的解尿障礙困難外，長期可能會併發尿液逆流造成的腎臟積水，進而造成腎臟功能的損傷。膀胱解尿功能的障礙，時間久了也會造成膀胱小樑化，漸漸的膀胱也會開始萎縮，儲尿功能會受到嚴重的影響，還會併發尿路結石等併發症。

神經性膀胱的治療方式，可分為保守治療、藥
物治療、膀胱內藥物治療，以及外科手術治療。治
療的目標主要為避免腎臟功能損傷及降低併發症。

保守治療方式

包括「膀胱功能自我訓練」及「導尿治療」。

膀胱功能自我訓練

包括調整日常生活作息，以適應神經性膀胱所
帶來的下泌尿道功能異常：

- 制定固定的排尿時間表，以連續多次的排尿
  來減少膀胱的殘餘尿量，降低膀胱儲尿充盈
  期不適當的膀胱逼尿肌收縮。可制定約 3-4 個
  小時排尿一次，且須密切的監測攝入的液體
  量以及排出的尿量，盡量避免含有咖啡因及
  會刺激膀胱收縮的飲料。

- 痙攣型神經性膀胱患者，會發生急迫性的尿失禁，可藉由按壓或者是擠壓會陰位置，刺激相對應的皮節，達到減少急尿的症狀，抑制不必要的過多的膀胱收縮，達到延緩排尿的作用。

- 鬆弛型神經性膀胱患者，可藉由按壓或者是扣擊膀胱位置，以誘發膀胱逼尿肌的收縮，配合 Valsalva maneuver ——閉氣造成胸腔內壓力增加，橫膈膜被向下推，配合胸腹部肌肉的用力，造成腹壓的增加，進而壓迫膀胱，促進解尿。

  另一種方法為 Crede maneuver，用手直接壓迫下腹部的方式，以增加促進膀胱排空。Valsalva maneuver 跟 Crede maneuver 的臨床禁忌症為：有膀胱輸尿管腎臟逆流的患者，是不建議使用的。

● 在臨床上會盡量鼓勵患者發現自己的排尿觸發反射區，例如可以藉由扣擊恥骨上的區域，或者是大腿內側、會陰的位置等等，來引發解尿的完成。

隨著時間的演進，有部分的病人在使用這樣的壓迫方式下，久而久之，可能也會引起高壓力的上尿路逆流的狀況。對於治療鬆弛型神經性膀胱，清潔式自我間歇性導尿是一常建議的方式。

自我間歇性導尿

主要用來治療膀胱具備足夠儲尿功能，但排尿功能障礙、可自我照護良好的病友。

如果能實行自我導尿，可降低因膀胱尿液排空困難所導致的感染、甚至腎水腫及腎功能受損情形。操作的方法簡單，可自我獨力完成，藉由在一定間隔的時間，譬如 3-4 個小時左右，利用導尿管

直接經尿道置入膀胱，將尿液完全的排出，輔助增加膀胱的尿液排空。

　　間歇性導尿的方式，在臨床上建議適用於餘尿量大於 100cc 以上的病人。好處是可以維持膀胱的容量，較不易產生膀胱體積明顯縮小的情形。若無法實施間歇性導尿，可能需要長期性（或終身）導尿治療，做經由尿道或者是恥骨上的尿管留置，代表可能是永久性的尿管置放。

　　女性病患可以考慮經尿道尿管置放，男性病患則建議經恥骨上尿管留置，原因為女性的尿道約 3-4 公分左右，較短；但男性的尿道較長，約 15-20 公分，若是長時間經尿道尿管留置，在男性病患容易產生泌尿道感染與尿道狹窄，或尿道壓瘡造成瘻管。

痙攣性神經性膀胱的藥物治療

　　痙攣性神經性膀胱是由於膀胱不易儲尿，造成嚴重的頻尿甚至急迫性尿失禁。針對痙攣性神經性膀胱，抑制膀胱逼尿肌反射亢進的藥物，如抗膽鹼藥物 (anticholinergic)，此類藥物的目的為降低反射性尿失禁，預防膀胱內壓力過高，提高間歇導尿的療效。

鬆弛性神經性膀胱的藥物治療

　　由於膀胱肌肉收縮力及排空產生問題，主要造成尿滯留，甚至溢滿型尿失禁，嚴重時會造成雙側腎水腫甚至腎衰竭。為增加膀胱的收縮力，此類藥物主要為促進副交感神經的藥物，例如膽鹼類的藥物（cholinergics），此類藥物可增加膀胱逼尿肌的收縮，增進膀胱的排尿作用，降低殘餘的尿量。

膀胱內藥物灌注治療

主要用於治療膀胱逼尿肌過度反射亢進，臨床上是以肉毒桿菌毒素 A 的膀胱內注射。少數病人治療後可能產生短暫性的尿滯留。一般膀胱內注射肉毒桿菌毒素 A 的維持的效果約六個月，若醫師評估臨床需要，可反覆再治療。

手術治療

膀胱擴大整型手術

針對痙攣性神經性膀胱的治療方式。

膀胱有如一個球體，將其頂部掀開，在其上方覆蓋一段帶有血流供應、截斷並切開的獨立腸道（通常是用小腸縫合到切開的膀胱，以擴張膀胱的屋頂，藉以增加容積）。當膀胱容量增加後，可以降低

膀胱內的壓力用以增加膀胱容量及降低膀胱內壓力。

膀胱頸切開手術

經尿道膀胱頸切開的手術，在膀胱鏡輔助下，經由尿道將膀胱的頸部切開，擴大膀胱的出口，使尿液更能完全排空。

膀胱尿道外括約肌切開手術

當尿道外括約肌沒有放鬆，而膀胱同時收縮時，會使尿液無法經由尿道排出，因而產生所謂的協同失調，甚至可能導致尿液自膀胱逆流回腎臟。可以在膀胱鏡輔助下，以手術的方式將尿道外括約肌切開以改善此狀況。

抗逆流手術

以外科手術方式，將輸尿管重新與膀胱吻合，

吻合時會增加輸尿管在膀胱壁組織內的長度，當膀
胱充盈時會壓迫輸尿管在膀胱的開口，藉以達到避
免尿液自膀胱逆流回腎臟的作用。

第二章

泌尿系統的腫瘤

腎臟的腫瘤

　　腎臟的腫瘤分為兩大類，一種是從腎臟實質長出來的，稱之為「腎細胞癌」，這一類大部分都是所謂的「腺癌」。

　　第二大類是「尿路上皮癌」，在尿路系統裡，從腎臟集尿系統的腎盞到腎盂、輸尿管、膀胱，到近端的尿道，皆有一層覆蓋在黏膜上的尿路上皮。

腎細胞癌（腎臟癌）

　　腎細胞癌目前在臺灣有將近三分之一的病人，是經由體檢發現的；絕大部分初期的腎細胞癌，是完全沒有症狀的，不會有明顯的血尿，也不會有明

顯的腰痛。雖然教科書上說典型的症狀包括有血尿、腰痛，甚至腰背部可摸到腫塊，但是相對來說，三個症狀都同時出現的比例並不高，臨床上一旦這些症狀被病人明顯察覺到，可能都已經是比較晚期的腎細胞癌了。

　　病患在健康檢查時，大部分可經由超音波發現腎臟腫瘤，通常只要長到一定的大小，例如 1-2 公分以上，超音波幾乎就可以發現這樣的腫瘤。透過健康檢查發現的腎臟腫瘤在臨床上幾乎都還沒有產生症狀；一旦發現腎臟腫瘤，最好至泌尿科做進一步的檢查，檢查項目可能包括電腦斷層或磁振造影檢查。

　　就診斷立場來說，會建議這一類的檢查最好能夠使用顯影劑，因為腎細胞癌是一個血管比較豐富

的腫瘤，經由顯影劑的對比，可以初步判斷是偏向惡性的腎細胞癌，或可能是良性的腎臟腫瘤。

．．．

　　以目前來說，腎細胞癌如果在初期，治療效果非常好，所謂初期指的是腫瘤還侷限在腎臟內，沒有往外侵犯或擴展。第一期跟第二期是以腫瘤的大小去做區分，不管是第一期、第二期，只是在手術的方式可能有不同的選擇。

　　目前第一期、第二期，還是以手術為最好的治療，因為幾乎大部分的腎細胞癌對傳統的放射治療、化學治療，反應都不好。

　　如果到了第三期或第四期，甚至遠端轉移或淋巴轉移，以往會覺得一旦轉移就沒有好的治療，可是在腎細胞癌不太一樣，針對晚期腎細胞癌的治療，標靶藥物及免疫治療在近十年來的發展是非常迅速且具有成效的。

◎ 第一期跟第二期的腎細胞癌

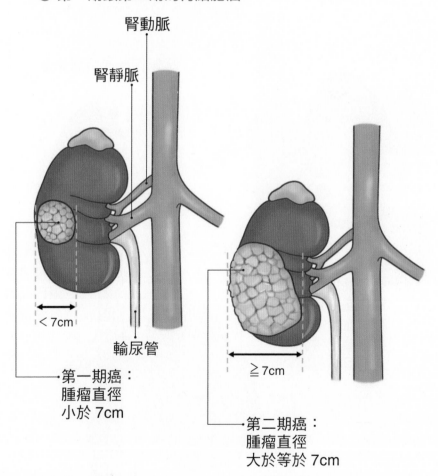

腎動脈

腎靜脈

＜ 7cm

輸尿管

第一期癌：
腫瘤直徑
小於 7cm

≧ 7cm

第二期癌：
腫瘤直徑
大於等於 7cm

◎ 第三期的腎細胞癌

◎ 第四期的腎細胞癌

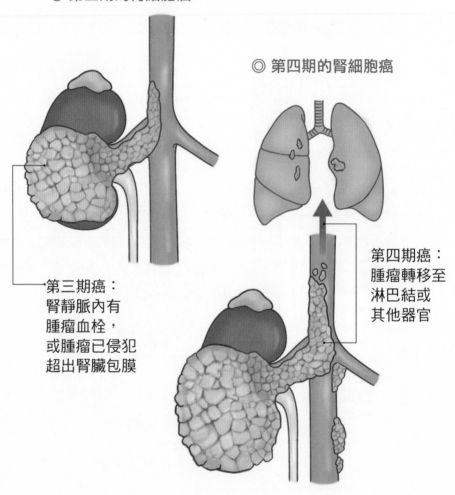

第三期癌：
腎靜脈內有
腫瘤血栓，
或腫瘤已侵犯
超出腎臟包膜

第四期癌：
腫瘤轉移至
淋巴結或
其他器官

腎細胞癌的標靶治療，藥物依作用機轉分為兩大類，主要部分的一類是針對減少腫瘤血管的新生，因為腎細胞癌是血管很豐富的腫瘤，如果減少血管的新生，讓腫瘤的養分跟血液減少，這樣可以讓腫瘤縮小，這是依據腎細胞癌的特性所研發的成功治療。

　　如果轉移到別的地方，腎細胞癌還是一樣維持原發腫瘤的特性「血管很豐富」，標靶治療以腎細胞癌最常轉移的地方——肺臟，再來是骨骼、肝臟、腦部，這些部位如果用標靶治療，有可能會讓這些轉移病灶縮小甚至消失不見；缺點是要長時間吃藥治療，可能會有一些副作用，但治療到一段時間也會面臨這些藥物失效。

　　新的免疫治療（免疫檢查點抑制劑）則是近年全

球有突破性的發展，不管是單獨或合併其他藥物使用，也應用於轉移性腎細胞癌的治療選擇。

標靶治療可能會產生一些血壓高、腹瀉、倦怠、皮膚變化等狀況，這是可能產生的一些副作用。

綜括起來，不管哪一期腎細胞癌，只要是診斷時病人的體能狀況還好，縱使已經是到第四期的轉移期別，其實都可以再經由泌尿科手術後，接續標靶治療處理，或直接接受標靶治療或新的免疫治療。

腎臟的良性腫瘤

腎臟也常見有一些良性的腫瘤，主要包括囊性腫瘤或實質腫瘤。先講常見的囊腫水囊。絕大部分囊腫可以歸類為良性腫瘤，或是叫「水囊」。這是很常見的，尤其在體檢時，會看到有大大小小，可能1公分、2公分、3公分、4公分的囊腫，而且可能

兩邊都有，可能不只一顆。

囊腫到底要不要去處理

現在的治療原則，不是根據公分數大小去決定要不要處理腎臟囊腫，比如說，是不是幾公分才要去處理？大小都沒有關係，只要沒有產生症狀或併發症；換句話說，造成的併發症跟水囊有關，才需要去做處理。

所謂症狀，有些可能會痠痛、不舒服，或是造成併發症，譬如可能會出血或是感染，或是壓迫造成腎水腫（水囊可能長在輸尿管開口的位置，進而壓迫到輸尿管，造成腎臟的積水）、甚至久而久之有結石產生。

腎臟實質長出來的血管肌肉脂肪瘤

顧名思義，血管肌肉脂肪瘤有三個成分，腫瘤

裡面有血管、肌肉跟脂肪的組織，是很常見的腎臟良性腫瘤。一般從電腦斷層或超音波即可做初步的鑑別診斷，尤其電腦斷層或核磁共振，幾乎95%都可以確認是這一類的腫瘤。因為有血管的成分，這類腫瘤怕血管破裂造成的出血，目前的治療方法，是希望4公分以上的腫瘤，因為自發性出血的機率增高，所以4公分以上的腫瘤需要處理。

主要處理方式

● 血管栓塞法

把那些主要支配或是輸入這個腫瘤的主幹血管栓塞掉，讓腫瘤可能會縮小一些。雖然腫瘤不會消失不見，最主要的目的是減少血管破裂的機會。

● 手術

把腫瘤切除，大部分這類的手術都可以保留腎臟。

為什麼要在腫瘤 4 公分以上，有出血風險時就要馬上去處理？因為一旦出血時再處理，有一半的機會可能變成是緊急的手術，其次可能因為大量出血，造成整個生命跡象不穩定，這時候當以維護生命跡象、維持血壓，成為主要的手術的目標，所以常在這樣狀況下的緊急手術，可能為了止血，會連腎臟都得全部切除。

腎臟切除對人體的健康影響

　　人雖然有兩顆腎臟，但只要有一顆腎臟的功能是正常的，其實就夠用了，如果說一顆拿掉，另外一顆是完整的、功能是好的，那就沒有問題。包括腎臟移植，也是移植一顆腎臟進去，就夠用了。

尿路上皮癌

　　尿路上皮癌，長在腎臟裡面，但不論是長在腎臟裡，或在輸尿管裡，或是在膀胱，都稱為尿路上皮癌，不過還是以膀胱為主。

◎ 以腎盂尿路上皮癌為例

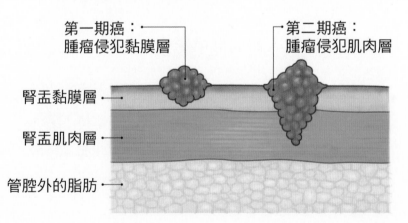

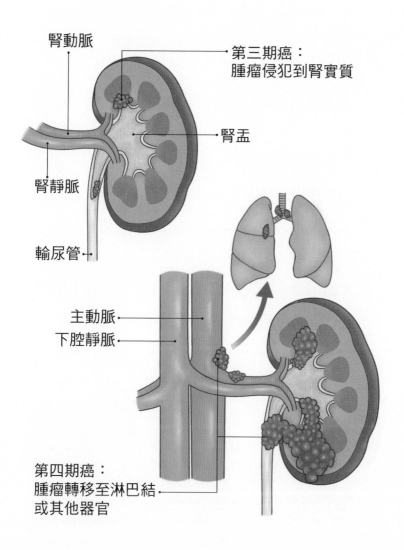

腎動脈

第三期癌：
腫瘤侵犯到腎實質

腎盂

腎靜脈

輸尿管

主動脈
下腔靜脈

第四期癌：
腫瘤轉移至淋巴結
或其他器官

腫瘤的特殊性

這類尿路上皮癌的腫瘤比較特殊，常會造成血尿。

血尿

這種血尿的特性，有跡可尋：

● 大部分的患者，都是自己看到小便紅紅的，有出血。

● 血尿發生的過程裡面，幾乎不會疼痛，無痛性的血尿更嚴重的，可能會反覆，比如說這禮拜來一次，下禮拜來兩次，陸陸續續，甚至血尿比較嚴重時會形成血塊。

一旦是無痛性的血尿，病人肉眼就可以看到了，要趕快就醫，尤其是中年以後，可能是腫瘤的

高風險，加上這一類的腫瘤有一些危險因子，譬如說抽菸，這是最明顯的危險因子。

．．．．．．．．．．．．．．．．．．．．．．．．．．．．．．．．．．．．．．

長時間接觸化學染劑

包括染頭髮，或是工作上常接觸到化學物品，可能都是一個危險因子。

在臺灣有個比較特殊的因子是地域性，以往在早期，臺灣的西南沿海有一些烏腳病區，砷的中毒，研究發現我們在臺灣的西南沿海，包括南部，發現尿路上皮癌的比率偏高，與砷的污染有關係。

藥材裡的馬兜鈴酸

某些中藥材中的馬兜鈴酸，跟洗腎，腎毒性有密切關係，馬兜鈴酸的累積，造成臺灣尿路上皮癌有比較高的發生機率。臺灣的上泌尿道尿路上皮

癌，是全世界三大好發排名區域之一，在歐美，例如說腎臟輸尿管發生尿路上皮癌其實沒那麼高，臺灣算是高好發的區域。

這類病人若有無痛性的血尿，如果再加上危險因子，抽菸、常接觸化學染劑等，一般初步會做尿液的檢查，先確認血尿是否真的是血尿？因為有些人發現小便變紅了，其實是其他因素引起，比方在短時間內，吃了過量的紅色火龍果，會導致連小便都被染色。甜菜根也會讓小便染色，甚至有些藥物也會造成小便變紅。

小便變紅，要先了解是不是真的血尿，去驗尿看看裡面是不是真的有出血的紅血球。如果是真的血尿，醫師要進一步檢查病因從哪裡來，常見的像超音波檢查、尿路攝影檢查都可以做的，甚至電腦斷層、核磁共振，只要有所懷疑，都可以去做。

必要的膀胱鏡檢查

　　針對尿路上皮癌的病人，膀胱鏡檢查是必須做的，因為腎臟、輸尿管與膀胱是尿路上皮癌最好發的區域，尤其是在膀胱裡，小的膀胱腫瘤可能就會造成出血。

　　可是在尿路攝影檢查、X 光，甚至電腦斷層，不一定能發現，只要尿路上皮癌小於 1 公分，可能就沒辦法發現了，這時候就要藉由膀胱鏡，直接由醫生檢查，看膀胱裡面到底有沒有長腫瘤，尤其曾有這些病史或是高風險的患者，要高度懷疑，有可能有尿路上皮腫瘤時，就要做膀胱鏡的檢查。膀胱鏡的檢查，尤其是男性，有些人會覺得不是很舒服的檢查，畢竟有侵入性，但是如果是醫生建議，高度懷疑有這樣的風險，還是得遵醫囑安排檢查。

◎ 膀胱癌侵犯位置與期別

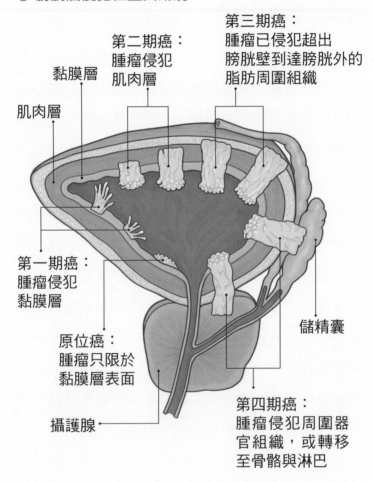

第二期癌：
腫瘤侵犯
肌肉層

第三期癌：
腫瘤已侵犯超出
膀胱壁到達膀胱外的
脂肪周圍組織

黏膜層

肌肉層

第一期癌：
腫瘤侵犯
黏膜層

原位癌：
腫瘤只限於
黏膜層表面

攝護腺

儲精囊

第四期癌：
腫瘤侵犯周圍器
官組織，或轉移
至骨骼與淋巴

表淺性膀胱癌的治療

　　大部分的膀胱癌，七成到八成都是表淺性的，是存在於膀胱壁最內層的黏膜層。再來較外的第二層是肌肉層。

　　所以當癌症侵犯到黏膜層，我們可以想像，腫瘤就像是一棵樹或一株珊瑚，因為大部分的腫瘤形狀就像是樹木扎根一樣，腫瘤的期別，是跟腫瘤根部侵犯的深度有關：

第一期

　　如果腫瘤侵犯只局限在黏膜層，但還未到肌肉層，即所謂的「表淺」，屬於第一期。

第二期

　　若是侵犯到下一層、也就是肌肉層，肌肉層的

血管很豐富，第二期以後就比較容易轉移出去。

第三期

侵犯超出深層肌肉，到達膀胱壁外面的脂肪組織。

第四期

侵犯到膀胱周圍的器官、組織，或遠端器官轉移，例如淋巴組織、肺部等。

比較淺的膀胱癌一般用內視鏡切除，切除後做病理化驗，如果確定是尿路上皮癌，醫師會跟病人討論，因為尿路上皮癌在膀胱裡，一年內復發的機率很高，有報告顯示高達兩成到五成以上。正因復發的比例相當高，所以手術後預防復發就很重要。

用「膀胱內灌藥」預防復發

最好在內視鏡表淺膀胱癌手術完之後，要預防復發，就是膀胱內灌藥。灌藥主要有兩大類，一類是灌卡介苗，另一類就是化療的藥物。膀胱內灌藥的療程需要一段時間，當然最重要的是「持續追蹤」。術後不但要做膀胱內灌藥的動作，還要定期幫患者做腎臟、輸尿管，上泌尿道系統的檢查。

卡介苗灌注

卡介苗大家知道是預防肺結核菌的疫苗，主要是希望藉由灌注之後，在膀胱滯留 1-2 個小時，引發局部的免疫的反應，減少復發。

目前卡介苗還是尿路上皮膀胱癌的標準預防復發的治療方式，灌注方法一般會分階段去完成：

● 第一個階段是手術完後的 2-4 周，確定沒有明

顯的血尿或感染的狀況之下，可以開始灌注，
每周灌注一次，連續灌注六周。

● 手術後滿三個月、六個月、一年，各自再灌
三周，每周一次，灌完再追蹤。

這是目前要做卡介苗膀胱內灌藥治療，最基本
的一個療程。

化療藥物

機轉是直接毒殺腫瘤細胞，灌的時間點不太一
樣，比如說尿路上皮癌有幾個特性，一個是從腎
臟、輸尿管、膀胱，可能是多發的腫瘤，有時候在
腎臟發現、有時候在輸尿管發現、有時在膀胱也會
發現，一次就有三處的腫瘤，或是左邊發現，右邊
也發現。膀胱癌具有此項多發性特色，且有點像種
子，落在哪可能就會在那一處就又長出來。

就是像種子一樣，在內視鏡刮除腫瘤的過程裡

面，多多少少會有的腫瘤細胞會脫落，這時會在手術完 24 小時內，灌注化學治療的藥物進入膀胱，目的是毒殺這些可能脫落的腫瘤細胞。因為 24 小時內剛做完手術，黏膜上有傷口，這時候就不能用卡介苗治療，以免會造成結核的感染。

卡介苗和化學藥物兩個灌注的時間不太一樣，如果要灌卡介苗，通常會再至少隔兩周以上，確定沒有明顯的血尿，黏膜大概癒合得差不多之後，再進行灌注卡介苗，這樣可以避免、減少結核菌造成結核膀胱炎。

這些在第一次手術治療後的三個月後，進行第一次追蹤，追蹤如果沒有復發的腫瘤，再連續每周灌三次，連灌三周。再來就是再隔三個月，即手術完六個月以後，再做膀胱鏡等相關檢查。

膀胱鏡追蹤也建議定期做，也許 3-6 個月做上泌尿道系統的檢查，比如超音波或顯影照相，主要

是怕尿路上皮癌可能會有多發性的復發。腎臟或輸尿管日後也有尿路上皮癌的機率大概是 2-3%。如果腎臟或輸尿管有尿路上皮細胞癌，因為尿液是由上往下流，腎臟或輸尿管在上游，所以上泌尿道系統有尿路上皮癌之後，膀胱有尿路上皮癌的機率約會高達三成。

化學治療療程也要維持一年，只是療程不太一樣，前面可能連續每個星期灌藥，連灌八周，之後每個月灌一次，灌滿一年，這大概是目前泌尿科比較常用的治療方式，藉以減少復發。

侵犯型膀胱癌的治療

如果對已經侵犯到肌肉，第二期以上，這就不是屬於表淺的，是屬於侵犯型的膀胱癌。最佳的治療方式，如果身體狀況評估、手術風險都還可以的話，建議整個膀胱切除，在膀胱切除前，能夠先做

前置性的化學治療為佳。

前置性的化學治療

目的是希望降低期別、降低腫瘤的大小，根據統計，在五年的追蹤下，可以增加大概 5-7% 的五年存活率，也就是說先做 2-3 次的化療後再做手術。不過通常會建議第一次的診斷先做內視鏡膀胱腫瘤刮除術，然後再進行化療，到下一次根除性膀胱切除的間隔時間，最好不要超過三個月，這樣預後會比較好。

膀胱切除後的排尿解決

侵犯型膀胱癌的標準治療，是把膀胱整個拿掉，拿掉以後尿液還是得排出來，有兩個解決方式：

用腸道做人工新膀胱

利用大腸或是小腸做人工的新膀胱，做成一個容器以供儲尿，好處是不用貼肚子表皮的尿袋，但缺點是，畢竟不是真的膀胱的肌肉結構，沒有很強的肌肉層，所以儲尿功能一開始會比較小，可是慢慢延展會變大，儲尿容積久了就可以慢慢變多。一開始儲尿少時，病人可能會面臨尿床問題，因為容量到一定的程度，壓力就會變高，會在睡眠中可能不自主地尿床，這大概是術後三分之一到一半的病人會發生的，等待一段時間後，新膀胱容量會慢慢變大、尿床問題會比較少。

新膀胱的排尿功能，大部分病人能夠排空，少數病人會有排空不理想的狀況發生。畢竟是利用腸道所作成的新膀胱，所以也會有腸液黏膜分泌這些問題，有時候會覺得小便有一些腸液雜質排出，但是並不會影響排尿功能。另外需注意的是可能會造成離子不平衡的現象。

畢竟是腸道充數的新膀胱，腸道的黏膜，現在裝的是尿液，會有再吸收的作用，甚至有些藥物經由腎臟代謝到膀胱，到了人工膀胱裡會再被吸收，所以藥物的濃度有時候也會受到影響，這需小心！雖然說人工的新膀胱方便、不需貼尿袋，可是如果新膀胱壓力變高後，可能會往上向腎臟逆流，有些人會因而造成腎臟積水的問題。

貼尿袋

膀胱切除後，輸尿管會接到一小段單獨帶有血流供應截斷的迴腸，此斷腸子其實沒有儲存功能，只是一個導管，醫學上稱為「迴腸導管」（因大部分都是用迴腸來做，迴腸是小腸的一部分，取 15 公分左右的迴腸作為迴腸導管，兩條輸尿管會接到迴腸導管的近端處），迴腸導管的遠端會開口於腹壁上，要貼個尿袋接尿液。

　　好處是一有尿液，便經由這導管直接排到體外，所以不會有儲尿的問題、不會有如膀胱壓力高問題、腎臟水腫的機率就變低了，只是有些人覺得這樣不太方便。以現在的造口的設計，其實幾乎都很好，出門不用擔心，也不會有什麼異味的產生。

已經轉移無法手術的膀胱癌

　　膀胱癌萬一不能手術，譬如說已經轉移，最常見的轉移病灶還是肺臟，已經轉移的病人會建議化療。目前大部分尿路上皮癌對化療的反應，尤其膀胱化療的反應都還不錯，化療當然有很多藥物可以選擇，可以跟腫瘤科醫生或泌尿科醫生詳細討論後再決定，因為有健保給付跟健保不給付的分別。

　　化療如果失敗，病人還可以換另外一種化療藥物，或者使用免疫療法，這兩三年的免疫治療頗有成效，或是說年紀很大的病人，根本不適合做化療

的，可以考慮免疫治療。以目前來說，腫瘤對免疫治療有效的機率大概是四分之一左右，一旦使用免疫治療有療效的病人，反應時間會比化療時間更長，存活的時間也會拉長很多，缺點是需要自費，健保目前沒有給付。

免疫治療

腫瘤細胞會產生干擾人體內免疫細胞作用的機制，會使體內的免疫細胞無法辨識這個腫瘤細胞是壞蛋，因為腫瘤細胞會將體內產生免疫細胞的一個重要信號關掉；免疫治療就是將這個腫瘤的錯誤訊號阻斷掉、關掉，使免疫細胞能重新認知這是腫瘤細胞，需要消滅它。

所以免疫治療的機轉，不是真正去毒殺腫瘤，而是要靠我們的免疫系統，再一次活化、去產生免疫作用，相對地，如果一旦有效，就比較長效。免

疫治療在這幾年的發展下，大部分病人都可接受其產生的副作用，而且沒有一些我們常見的化療副作用，譬如掉頭髮等，但是免疫治療還是有一些副作用需要注意，例如肝功能或是內分泌功能會受到影響，甲狀腺或是所謂腦下垂體，腎上腺這些可能需要注意，少許案例會有一些心肺功能的影響。

免疫治療的特性

同樣一種藥物，可能對腎臟癌有效，對膀胱癌也有效，甚至對肺癌也有效。

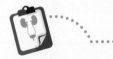

免疫治療的特性，畢竟不是單獨去毒殺某一種特定的細胞，是活化免疫反應，把被蒙蔽的免疫系統，再活化起來；等於是活化病人自己本身的免疫力。

對於年紀很大，譬如說八九十歲的老人，不適合做化療、身體沒有本錢做化療的病人，做免疫治療相對副作用較輕，療程有兩個星期一次，也有三個禮拜一次的。一般我們建議做完一個療程，也就是治療 3-4 次以後再評估有沒有療效。因為一開始有少數人可能無效，但是到了 3-4 次後，才會開始產生效果。甚至有些報告顯示剛開始治療時，腫瘤會變大，後來等真的有效時才會整個腫瘤縮小，這是免疫治療目前的情況。在臺灣，包括腎細胞癌、尿路上皮癌、膀胱癌，免疫治療已經確定拿到臺灣治療上的許可。

如果單一的藥物，一個月的藥費大概要 20 萬，如果是兩種藥物混合，一個月約需 40 萬；最重要的是，理論上如果治療有效，應該一直持續下去，但這個是無底洞，不是說治療半年，花個兩三百萬來治療，就結束療程。在病人的有生之年，都要持續

做這樣的治療。

間歇性治療

有些病人因為經濟負擔，或是有時醫師覺得反應不錯會暫停，因為也怕時間久了，副作用發生的機率就高，間歇性的治療，是另外一個選項。甚至在臨床實務上，會搭配免疫治療加上化學治療，將兩種方式合成；現在的治療幾乎已慢慢偏向於「合併治療」。

合併治療

將兩種或三種不同作用機轉的藥物一起合併使用，好處是可以減少個別藥物的使用劑量跟毒性；優點在於譬如說免疫治療可能反應的時間會比較晚，可能一個月、兩個月、三個月才開始有反應，但是，化療是立即的，可能一個禮拜、兩個禮拜就

有效果，所以化療可以彌補免疫治療尚未發生效果的這段時間治療效果，之後再由免疫治療作為主力，這是合併治療的好處。運用不同的藥物機轉，利用不同的武器以治療腫瘤。

第三章
泌尿系統發炎的感染

各年齡層中的細菌感染 泌尿道感染高居第一位

所有年齡層中的細菌感染，泌尿道感染高居第一位。根據三軍總醫院的統計資料顯示，在泌尿科門診中，平均約每 5-6 個人，就有一人是罹患泌尿道感染。在美國每年將近有七百萬人因泌尿道系統感染的問題求診，尤其是女性的求診數目，遠超過男性求診數的十倍以上。其中以生育年齡層及 65 歲以上女性病患最為常見。

常見的泌尿道感染

飲水量不足

減少排尿頻率，因而增加細菌停留在膀胱或尿道內繁殖的時間進而形成感染。

長時間憋尿

因為工作緣故需長時間憋尿，容易因尿液在膀胱停留時間較久，造成感染機率增加。

衛生習慣不良

女性排尿後，擦拭的方向應由前向後擦拭，由陰道口擦至肛門，擦拭方向不對時容易把陰道和肛門間的細菌帶進尿道引起感染。

更年期的女性

因為女性賀爾蒙降低，使黏膜較為乾澀、脆弱、細菌易滋長，增加陰道及泌尿道感染的可能性。

在泌尿道感染的診治上，醫師通常會做尿液檢

查，一旦確定為泌尿道感染，通常會開立抗生素治療，症狀在短時間內即可改善。有許多種類的抗生素可以用來治療較單純的感染，對於較輕微的患者，會給予 3-5 天的藥量，然而對於復發性的感染患者，通常會視狀況給予 7-14 天劑量的抗生素。一般在服藥幾天後症狀就會改善，但症狀緩解並不代表治療完全，仍應就醫檢查確認。

為確保泌尿道內的細菌能夠完全被控制，務必遵照醫囑，在時間內把藥吃完是非常重要的。

逆行性的感染是泌尿道感染的主要原因

泌尿道感染指的是細菌侵犯到腎臟、膀胱或其他尿路系統而造成發炎現象，包括腎盂腎炎、膀胱

炎、攝護腺炎及副睪炎。

在正常的泌尿道中是無菌的，但在肛門一帶的細菌，很容易經由尿道逆行到膀胱。可能因為某些原因，細菌會停留在泌尿道內造成感染。這種逆行性的感染是泌尿道感染的主要原因，研究發現，大約 80% 的泌尿道感染，是一種經常出現在直腸的大腸桿菌所造成的。

女性一般比男性容易罹患泌尿道感染

主要是因為女性的尿道口距離膀胱只有約 4 公分左右，而男性尿道口距離膀胱卻有 15-20 公分的長度。由於女性的尿道口距離陰道和肛門相當近，因此很容易透過性行為或是不當的衛生習慣，將病菌經由尿道帶入膀胱而造成感染。大約有 25%-50% 的女性，在一生當中至少會罹患膀胱炎一次，不少人甚至會有多次感染。

兒童泌尿道感染發生率僅次於上呼吸道感染

兒童的泌尿道感染，可能有潛在泌尿系統結構異常，最常見的是膀胱輸尿管逆流，或是尿道瓣膜及尿路阻塞等先天性疾病，若是不能早期診斷出潛在的疾病，可能會造成腎臟的損傷。

據統計資料發現，兒童泌尿道感染的患者中，三分之二的男童及三分之一的女童，有潛在的先天性尿路異常，而四分之三的女童感染會復發，因此所有泌尿道感染的兒童，都需要接受進一步的檢查。

泌尿道感染的症狀

- 頻尿、尿急、夜尿。
- 排尿會痛、有灼熱感。
- 尿液呈現混濁狀，有異味。
- 尿中帶血。

●下腹部或後腰部疼痛。

當有這些不舒服症狀發生時應立即就醫，若未及時妥善處理，嚴重者則會引起腎臟感染。

當出現發冷、發熱、頭暈、想吐，背腰部痠痛等症狀時，表示腎臟可能已受到感染，必須立刻接受治療。

泌尿道感染的預防

事實上，沒有任何一種方法可以絕對的避免感染，但這幾點建議會有幫助：

●喝大量的水，以增加排尿，把細菌沖離泌尿道系統。

●不可憋尿，養成良好的排尿習慣。

- 避免穿過緊的衣服或束褲，會使泌尿組織不適，產生悶熱和增加細菌繁殖的機會。
- 在性行為前及性行為後要多喝水，以增加排尿，尤其性行為後，最好能有一次尿量夠的排尿，可以將可能已污染的細菌沖洗出。

嬰幼兒的尿路感染

　　尿路感染的發生，大多都是逆行性的發炎感染，意即與正常的尿流方向相反，是由下往上逆行造成的發炎感染。

　　成人的尿路發炎感染，以女性居多，主要原因即是因為女性尿道較短，成人女性的尿道僅約 4 公分長，男性尿道可達 15-20 公分左右。但是在小於 1 歲的嬰兒，則是男嬰尿路感染的發生機率要比女嬰來得高。在 1 歲之後，則是女嬰的發生機率要比男嬰來得高，平均來說，1-15 歲的女性發生尿路感染的機率是同年紀男性的 10 倍左右。

臨床症狀上，由於小嬰兒尚不會表達，因此發生尿路感染時，最常見的症狀反而是哭鬧不安、食慾下降、發燒等，尿路感染也是小嬰兒不明原因發燒的常見原因之一。

細菌感染

　　年紀越小的幼童，臨床表現症狀越多變、且不典型，臨床判斷需更加小心謹慎。嬰幼兒的尿路感染最常見的細菌是大腸桿菌、克雷伯氏菌與變形桿菌，這些細菌都是正常存在於人體的腸道菌叢，容易經由外在的會陰、尿道口逆行而上，造成尿路發炎感染。

先天性的結構異常

臨床上嬰幼兒發生尿路感染時，除了逆行性感染的因素之外，尚需特別注意的是嬰幼兒有沒有先天性的結構異常？常見的結構異常包括膀胱輸尿管逆流、雙套輸尿管、腎盂輸尿管交界處狹窄，以及尿道阻塞；例如先天性尿道瓣膜，意即在尿道內有一層膜阻擋尿液的排出。因此，在治療上必須找出是否有潛在的先天性泌尿道結構異常，否則再感染的機率非常高。

尿液常規檢查

尿液常規檢查為基本的臨床檢驗，通常會呈現多量的白血球，但是若檢驗結果未出現多量白血球，並不能代表沒有泌尿道感染，若是臨床上仍高度懷疑是泌尿道感染，應該進一步做尿液的細菌培

養。在新生兒的尿液採檢，一般建議以恥骨上膀胱抽吸的方式收集尿液，五歲以下的小小孩可以貼尿袋的方式收集尿液，五歲以上的大小孩及較大的幼童可以比照大人的方式收集之。

尿液細菌培養

當尿液常規檢驗發現有多量白血球，或臨床上高度懷疑為泌尿道感染時，會進一步收集尿液細菌培養。尿液細菌培養的主要菌種，80%左右為大腸桿菌。

腎臟超音波檢查

可安排腎臟超音波檢查，初步評估是否有先天結構異常，如腎盂擴張，初步確定有無阻塞，抑或是膀胱輸尿管回流的可能性，若有需要可以安排「解尿膀胱尿道攝影術」(VCUG)。

這項檢查是經由導尿管將顯影劑灌入膀胱內，

當嬰幼兒或者是病人在解尿時，觀察膀胱內的顯影劑是否有經由輸尿管逆流到腎盂。嬰兒的膀胱輸尿管逆流發生率大概是 1-3%，而且男性多於女性。

嬰幼兒尿路感染的治療

一般會先以靜脈注射抗生素，之後再改為口服抗生素治療。嚴重的腎盂腎炎嬰幼兒，抗生素的治療療程，可能需要長達兩周左右。在臨床的預防及日常照顧上，需要提醒照顧的家長們：

嬰幼兒的尿片要適時更換，降低尿路發炎感染機率。排尿以及排便後，必須要有正確的擦拭動作——由前往後擦拭，若有不明原因的發燒及懷疑時，應盡快就醫，以期早發現早治療，避免更嚴重的併發症。

尿道炎

　　由於尿道開口直接與外界相通，十分容易受到外來病菌的逆行性感染。病菌進入尿道後，除了造成尿道發炎外，病菌也可能跑到血液裡，造成菌血症，也可能造成周邊器官的發炎，例如攝護腺發炎、睪丸副睪發炎。

　　尿道炎的臨床症狀主要包括解尿疼痛，恥骨處的膀胱區域疼痛，解尿有灼熱感、頻尿、急尿，甚至合併血尿、小便混濁、尿道有分泌物的情形。

　　臨床上的致病高危險群主要為女性、尿路結石、男性攝護腺肥大等，以及接受侵入性的尿路檢查及治療，甚至是留置導尿管等引起的續發性感染。先天的尿道憩室、尿道瓣膜問題也是致病的危險因子。

　　一般尿道發炎的主要致病菌種包括大腸桿菌、葡萄球菌、鏈球菌等細菌，當這些細菌進入泌尿道內時會引起發炎感染。

大腸桿菌

　　是人類腸道中的一種細菌，主要分布於大腸內，屬於革蘭氏陰性桿菌的一種。

葡萄球菌

　　主要分布於人類及動物的表皮皮膚，屬於革蘭氏陽性球菌的一種。大部分是不會致病的，其中的

◎ 膀胱憩室無法完全排空，殘尿會造成頻尿感

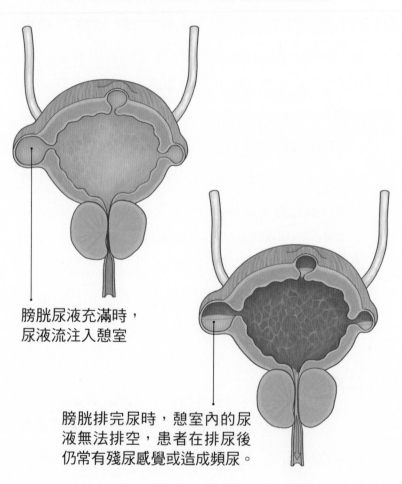

膀胱尿液充滿時，
尿液流注入憩室

膀胱排完尿時，憩室內的尿
液無法排空，患者在排尿後
仍常有殘尿感覺或造成頻尿。

金黃色葡萄球菌是屬於致病性較強的一株。

鏈球菌

主要分布於人體的口腔、皮膚、腸道、呼吸道等，屬於革蘭氏陽性球菌的一種；其中的多數是和人體共存的共生菌。

淋病雙球菌

病患的尿道會有黃白色濃稠的分泌物；淋病雙球菌所感染的淋病性尿道炎，屬於性病的一種，好發於多重性伴侶，主要經由性交的途徑傳播。除了引起尿道發炎，在男性還可能引起攝護腺發炎，甚至是腹股溝淋巴炎。女性亦可併發陰道發炎、子宮頸發炎。

披衣菌

披衣菌感染造成的性病，通常是由性行為傳染的，精液、血液、陰道內的分泌物也都可能會有披衣菌的存在。大部分在感染初期並無明顯的症狀，因此不易發現，隨著感染時間越久，症狀才會越發明顯。

在男性的感染併發尿道炎時可能會有泌尿道分泌物、小便疼痛感、陰囊腫痛，嚴重者會併發副睪炎、攝護腺炎、甚或是不孕症；在女性的感染併發尿道炎時，其常見的症狀有小便疼痛、陰道分泌物會增多、下腹部痠痛、陰道出血、性交時會疼痛，嚴重者會併發骨盆腔發炎、不孕症。

陰道滴蟲

陰道滴蟲所致的尿道炎，以女性較為常見，其

傳染途徑主要是性交或者是游泳。

　　陰道滴蟲原本是寄生在女性的陰道，所以會引起尿道發炎感染，可經由性交傳染給男性。臨床上的治療方式，包括充足水分的攝取，以及針對各種病原菌適合的藥物治療；私密部位的注重清潔，以及避免無保護性的性行為，皆是臨床上治療以及預防的重點。

膀胱發炎

泌尿道系統的發炎之一，可分為細菌性以及無菌性。正常的膀胱黏膜表面具有黏液素，可黏附抵擋細菌，加上尿液不斷地從腎臟輸尿管進入膀胱沖洗出去，及尿道具有括約肌也能夠抵擋細菌的逆行性侵入，所以正常的膀胱其實是不容易被細菌侵犯的。

急性膀胱炎

好發於女性，主要原因為女性的泌尿道較短，容易被陰道或肛門的細菌所污染。致病的菌種以革蘭氏陰性桿菌常見，主要為大腸桿菌，感染的途徑

多半為逆行性的尿路感染。其致病原因包括：

- 可能有膀胱內的結石。

- 留存的導尿管。

- 膀胱頸或者是尿路阻塞所引起的排尿障礙。

- 神經系統疾病。

- 曾經接受過骨盆腔手術所造成的神經損傷，
  導致排尿障礙。

臨床症狀通常有排尿疼痛、頻尿、急尿，甚至
會出現血尿及輕微尿失禁的狀況，有些病患還會在
恥骨上的膀胱區域有疼痛的感覺。

臨床的診斷通常透過尿液檢測，確認是否有尿
液白血球增多。有些病患甚至會合併有血尿的情
形。血液的檢測、腎功能多半不會受到影響。

治療方式

充足的水分攝取，避免刺激性的食物，避免盆浴，加以抗生素的治療。一般來說，簡單型的膀胱炎，抗生素治療時間大約為 3-7 天，不過還是必須依據個人的病情，以及細菌對抗生素藥物的反應來做反應。

持續性膀胱炎

一樣也是女性好發，其成因包括急性膀胱炎未徹底的治療與痊癒；也可能導因於上尿路系統發炎感染的續發性感染，或是下尿路系統的阻塞病變，如男性的攝護腺肥大、尿道狹窄、膀胱結石等原因。

臨床症狀例如：頻尿、急尿、解尿疼痛，但是

症狀並不如急性膀胱炎來得明顯。有些病患的膀胱容量會有減少的狀況，臨床上男性必須確認是否有攝護腺肥大或者尿路狹窄的問題；女性則是需要進一步了解陰道發炎、子宮頸發炎等其他並存的感染問題。

治療方式

與急性膀胱炎相似，只是抗生素的服用時間或每日劑量可能會調整，一般來說大約是 2-4 周左右，有些反覆感染未治癒的患者，其服用的時間可能更長，甚至長達半年。

間質性膀胱炎、膀胱痛性症候群

是一種無菌性的膀胱慢性發炎疾病與合併症狀，一般也是女性好發，致病原因大多不明。

臨床症狀會頻尿，頻尿的次數一天可高達數十次，夜尿的症狀也非常明顯，頻繁的時候 20-30 分鐘就需解尿一次。伴隨有解尿疼痛、恥骨上方膀胱區域的疼痛、膀胱脹尿時會感到疼痛，解尿後則會感覺疼痛舒緩。

目前的病因其實尚不明確，推測可能的原因有：感染、自體免疫疾病、神經性病變、過敏體質、膀胱表層黏膜細胞遭受破壞等因素。當膀胱表層黏膜細胞遭受破壞時，會使黏膜下層神經受到刺激而引起膀胱疼痛。

診斷方法

根據臨床症狀及排除其他疾病來進行診斷，包括了病史的詢問、尿液檢查確定無發炎感染、無細

菌生長，接著會在全身麻醉下，以膀胱鏡利用定壓
水擴張的檢查方式，灌注生理食鹽水，在膀胱擴張
後及將水排空後，可於膀胱的頂部發現黏膜破裂出
血，有時可見黏膜下的血管小球。

治療方式

膀胱內灌注治療，例如玻尿酸灌注，或是膀胱
內注射肉毒桿菌素。病患照護上必須提醒：

● 要適時地保持情緒穩定。

● 避免過多的壓力、不必要的藥物使用。

● 充足的水分攝取，減少泌尿道發炎的狀況。

所以保持心情快樂、生活習慣正常，是維持間
質性膀胱炎患者穩定的良好方式。

K 他命造成的「膀胱壁纖維化」

根據聯合國〈世界毒品報告〉，濫用 K 他命的

地區包括東南亞、澳洲、北美和歐洲。開始濫用的年齡大約都在十九歲以下，許多年輕人在學校或進入職場前已有吸食 K 他命的習慣。

K 他命在臺灣會一度盛行的原因，第一它不是有刑法管制的毒品，K 他命目前列為三級毒品，依現行法律規定，一級毒品是海洛因、嗎啡、鴉片、古柯鹼等；二級毒品是安非他命、大麻等；不論是販賣和吸食者都有刑責；三級毒品如 K 他命、一粒眠，如果是販賣、或持有超過 20 克以上，才會有刑責，吸食者沒有，嚇阻力根本不足，吸食 K 他命不構成刑法罰則，沒有強迫勒戒的問題。

因此相比於其他毒品，K 他命的使用者非常廣泛，K 他命用久了，會使膀胱收縮，即是所謂的「膀胱壁纖維化」，事實上不只膀胱壁，輸尿管也可能會纖維化，此種變化是不可逆的，除非吸食時間短，立刻戒斷、不再吸食，才可能恢復，只要持續吸

食，這些影響膀胱的慢性發炎只會越來越嚴重。

　　為什麼 K 他命主要會在黏膜系統、膀胱、泌尿系統這些地方造成嚴重傷害？別的地方沒事？腸胃道沒事？就專注在膀胱內，造成膀胱的肌肉纖維化？

　　目前來說，並沒有一個很好的答案。膀胱一旦纖維化以後，膀胱容積就會縮小，類似結疤後導致膀胱失去彈性，造成容積縮小。輸尿管也會因此失去彈性，造成阻塞，甚至會導致過度吸食 K 他命的年輕人需要接受洗腎治療（因為腎臟功能損壞，可能是腎臟積水或是其他原因所導致）。治療成功與否，取決於是否繼續使用 K 他命，如果戒斷沒有再吸食，治療才可能成功；若是治療後又繼續使用 K 他命，病況只會持續惡化。

　　臨床上的治療方式為「水擴張」，病人在麻醉狀態下，利用一定高度重力的水壓灌注入膀胱內，藉

以擴張膀胱容積，達到治療的效果。

　　吸食 K 他命造成的慢性膀胱炎目前來說並沒有特效藥，針對頻尿與急尿感，亦無有效的治療藥物。臨床上雖然有泌尿科醫師試著以玻尿酸灌注到膀胱，藉以試圖修復膀胱表皮黏膜的缺損，但其效果仍有待評估。

　　症狀較輕微的 K 他命吸食者，因為膀胱容量變小，會有明顯的頻尿與急尿感；針對嚴重的 K 他命吸食患者，在容積縮小的膀胱已達不可逆的狀態下，手術治療方式為利用腸道進行膀胱容積的擴張 (膀胱有如一個球體，將其頂部掀開，在其上方覆蓋一段腸道以擴張膀胱的屋頂，藉以增加其容積)。當膀胱容量增加後，可以降低膀胱內的壓力，避免膀胱壓力過高，致使腎臟的尿液無法排入膀胱內，進而造成輸尿管阻塞、腎臟水腫。

　　目前來說，K 他命治療的唯一方法，就是戒斷，

不再吸食！

　　長期濫用 K 他命，會導致慢性膀胱炎，會使患者不斷地想解小便，有嚴重的頻尿和急尿症狀，甚至 5-10 分鐘就要去一次，每次的小便量並不多，晚上也無法好好睡覺，必須一直起床上廁所，夜尿情形嚴重；還伴隨有膀胱疼痛和血尿。

　　評估膀胱功能的尿路動力學檢查，可發現這類患者的膀胱容量變小，膀胱彈性變得很差。從膀胱內視鏡檢查可看到膀胱壁表皮黏膜脫落，潰瘍和出血。慢慢地膀胱就會失去儲尿功能。除了膀胱外，輸尿管也可能因長期使用 K 他命而產生纖維化及狹窄，隨之而來的是腎臟積水及腎功能喪失。

　　長期使用 K 他命亦會導致身體許多器官損害。

在心臟血管系統方面，K 他命會使心搏過速、血壓升高，增加心臟的負荷。K 他命可能會造成呼吸系統的咽喉收縮、分泌物增加、氣管擴張、急性肺水腫、呼吸抑制等。在急性中毒時，病患會有突然全身抽搐、肌肉震顫、呼吸停止、意識昏亂、流淚、血糖高、喉部肌肉收縮、心臟停止跳動等症狀，嚴重時會造成死亡。

K 他命造成的膀胱容積縮小，目前來說並沒有特效藥可以使膀胱的容量增大或使其恢復彈性；也沒有很好的藥物治療可以解決頻尿及急尿感。膀胱內的玻尿酸灌注治療，其效果與預後仍有待進一步的評估。唯有完全戒斷 K 他命，才可能讓膀胱不至於繼續縮小，功能變差；當膀胱功能到了不可挽救的地步時，最後只剩切除膀胱一途，再以腸子來重建膀胱。

第四章

尿路結石

多樣性的結石

臺灣尿路結石盛行率高達 10%，且有逐年升高的趨勢，結石病人佔泌尿科門診及住院量的三分之一以上；尿路結石是復發率極高的疾病，預防之道很重要。

從飲食中維持尿液的酸鹼性

不同種類結石的形成，依尿液中成分的濃度及尿液的酸鹼性而定，正常的尿液是微酸性，因此我們可從飲食中留意，維持尿液的酸鹼性。譬如：

● 每天飲水 2000cc 以上，最好是白開水。

● 若食用草酸含量多的食物，例如：咖啡、可

可、茶；水果類的藍莓、烏梅、葡萄、橘子；五穀類的蕃薯、麥芽；核果類的杏仁、花生、腰果；蔬菜類的茄子、芹菜、韭菜、菠菜、甜菜、青椒、芥藍菜，以及豆腐、巧克力、花生奶油等皆是。最好同時攝取含鈣食物，比方喝紅茶、咖啡、巧克力時、最好加入牛奶，可於腸道內形成不吸收性的草酸鈣，然後由大便中排泄出去，以免增加尿中草酸含量。

● 避免暴飲暴食，減少動物性蛋白質及脂肪攝取。

● 高劑量的維他命 C 攝取，若超出正常劑量的 10-20 倍，會引起草酸鈣結石。

尿路結石的種類

雖然繁雜，還是可以依據形成原因大致分為：

非感染性結石

這類結石佔了大部分，形成的原因也很多樣，包括常見的草酸鈣結石、磷酸鈣結石及尿酸結石。當維他命 D 的受器變化，或次發性副甲狀腺功能亢進，導致腸胃道鈣離子吸收異常。發炎性腸道疾病，小腸切除術後或攝取過多含草酸的食物會導致腸胃道草酸離子吸收異常。腎臟鈣離子及檸檬酸代謝的異常等原因，也會造成草酸鈣及磷酸鈣結石生成機會增加。

尿酸結石

小便量少、尿液過酸或尿液的尿酸濃度過高，都可能導致尿酸結石的產生。預防方法依不同種類結石而定，但大原則是多增加水分攝取，避免過量攝取肉類，及適量攝取鈣質。

感染性結石

例如磷酸氨鎂結石、碳酸磷灰石及尿酸氨結石；原因即是來自反覆性泌尿道感染。這些結石患者，常同時合併尿路系統構造的異常，導致反覆性的泌尿道感染，造成可分解尿素酶的細菌大量增生，藉由分泌尿素酶造呈尿液成鹼性的狀態，最終導致結石的產生，例如變形桿菌，便是引起此類結石常見的細菌。

基因異常導致的結石

如半胱胺酸結石、黃嘌呤結石及二羥基腺嘌呤結石，主要是因為控制小分子代謝的基因功能障礙，導致此類的尿路結石產生。

藥物引起的結石

如抗病毒藥物、利尿劑、抗生素、維他命 C、D 及瀉劑，都可能導致結石的生成。 如果發生反覆性結石需考慮藥物調整的可能性，如果結石已經造成併發症（例如尿路阻塞或感染）則需盡量清除結石。

結石位於尿路系統中的位置

若是結石位於腎臟中，一般基本上不會產生症狀，除非造成感染或阻塞。

如果結石造成尿液引流的阻塞，大多會有疼痛的症狀產生。值得注意的是，並非有結石就會引起臨床症狀，甚至有些已經造成阻塞性腎功能損傷或腎病變都是無症狀的。

輸尿管結石，在不同位置會造成不同症狀

- 結石位於輸尿管上段，會產生同側間歇性的腰痛或會陰疼痛、男性的睪丸疼痛。
- 結石位於輸尿管中段，會引起同側下腹疼痛。
- 結石位於輸尿管下段，可能會導致膀胱不適或頻尿、殘尿感，同側的女性陰唇疼痛或男性陰囊疼痛。
- 結石位於膀胱，可能引起血尿、頻尿及尿急，或是感染，甚至尿滯留情況。

尿路結石的危險因子

有這四大類危險因子的病人，產生尿路結石的機會較一般人為高。

一般性因素

較年輕時就有尿路結石，或是有尿路結石的家族史。

罹患某些疾病

例如副甲狀腺功能亢進、代謝症候群、多囊性腎疾病，會有較高機會產生尿路結石。

遺傳相關的異常

原發性高尿酸血症、腎小管酸化症等。

尿路系統結構或功能異常

如輸尿管腎盂交界處狹窄、膀胱輸尿管逆流，及馬蹄腎等結構異常造成尿液流出不順，較易造成結石的形成。

怎樣的尿路結石需要治療

結石位置、大小，雖會影響治療的方式，但並不是所有的結石一診斷出來就得治療，怎樣的尿路結石需要立即治療呢？

結石越長越大、造成尿路系統阻塞、造成感染的症狀、引起疼痛或導致血尿、結石長軸直徑大於5毫米、病人本身有太多共病(例如免疫力低下、單一腎臟等)，無法承受結石所產生的併發症、或是特殊職業的病人，如長途旅行者、飛行員、長期遠洋漁船作業人員等等，大多建議須考慮接受結石移除治療。

由於現代醫療的進步，有很多方式可以完善的處理尿路結石的問題，可以從結石的大小、形狀、質地、位於尿路的位置，有無產生併發症等等來選擇合適的治療方式。

結石的清除方法

　　年輕時就有尿路結石、有結石家族史、罹患特定疾病、合併相關遺傳病變、尿路系統結構或功能異常等等都是屬於腎臟結石高危險群。

　　腎結石形成的原因包括：

● 腸胃道鈣離子吸收異常。

● 腸胃道草酸離子吸收異常。

● 腎臟鈣離子及檸檬酸代謝異常。

● 尿液的尿酸濃度過高。

● 反覆性泌尿道感染。

● 基因異常。

● 使用特定藥物如抗病毒藥物、利尿劑、抗生

素。

●過量的維他命 C、維他命 D、瀉劑。

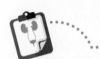

　　腎臟結石通常不會造成症狀，一大部分病人是血尿，經檢查後才發現結石的存在。另外，若腎臟結石剛好堵在某個腎盂或腎臟輸尿管交界處，造成腎水腫發生而導致腰部疼痛。所以若健康檢查發現血尿或有腰痛的清況發生，請提高警覺至泌尿科門診接受進一步檢查。

經皮腎造口取石手術

　　腎臟或上段輸尿管結石若大於 2 公分，以「經皮腎造口取石手術」，結石清除率最佳。

　　手術病人需接受全身麻醉，俯臥於手術台上，

利用 C 型臂影像輔助導引系統，或移動式超音波在患側後腰處根據結石位置選擇適當手術部位。定位完成後隨即建立表皮與腎臟間的腎臟鏡工作通道，藉由腎臟鏡輔助，利用氣動式碎石探針將腎臟結石擊碎並取出。最後使用 C 型臂影像輔助導引系統確認是否有殘存結石，並順行性置入輸尿管內管，完成手術。

　　此項手術的併發症包括：術中出血，灌注的生理食鹽水可能因此滲入肋膜腔，造成肋膜腔積液；工作通道旁的腎臟血管也可能受到損傷導致假性動脈瘤，造成持續出血。故術後若出現呼吸困難或大量血尿，得提高警覺並尋求醫療協助。

體外震波碎石術

　　在靜脈麻醉下，體外震波碎石術利用電極放電產生的震波，經由不同震波機型各自的聚焦原理，將能量精準傳導至標的，造成結石的裂解，而不影

響周邊的身體組織。術後藉由適量攝取水分,產生足夠的尿液將崩解的石頭排出體外,達到結石治療的目的。

　　若腎臟結石介於 5-20 毫米之間,則適合體外震波碎石,以體外震波碎石先行處理,若因結石太硬不適合體外震波碎石,則考慮逆行性軟式輸尿管鏡腎臟碎石手術。

輸尿管鏡碎石手術

　　在脊椎半身麻醉下,病人採取架腳的截石位,利用細長的輸尿管鏡(可分硬式及軟式鏡),直接從尿道經膀胱到達輸尿管內部、到達結石所在的位置,利用雷射纖維擊碎輸尿管結石,並視輸尿管管

壁腫脹程度，置放輸尿管內管避免腎水腫以及幫助
剩餘微小結石排出。

　　術中若有置放輸尿管內管，術後會感到頻尿、
輕微血尿、解尿結束前患側會有些微腰痛或背部痠
痛，皆屬於正常現象，病患不用過度緊張。

輸尿管結石的處理

　　輸尿管結石大部分來自於上游的腎臟結石掉
落，形成結石的原因和腎臟結石大同小異；輸尿管
結石則視結石位置、大小，及是否引發併發症決定
治療方式及時機。輸尿管結石大部分會產生症狀，
但依位置不同而表現出不同症狀：

結石位於輸尿管上段

　　會產生同側間歇性的腰痛，或會陰疼痛、男性
的睪丸疼痛。

結石位於輸尿管中段

引起同側下腹疼痛。

結石位於輸尿管下段

可能會導致膀胱不適或頻尿、殘尿感，同側女性陰唇疼痛或男性陰囊疼痛。

輸尿管鏡碎石手術

大於 10 毫米的結石，傾向於輸尿管鏡碎石手術處理，會有較高結石清除的機會，小於 10 毫米的結石，體外震波碎石及輸尿管鏡碎石都可以考慮。

輸尿管鏡碎石手術屬於侵入性的治療，基本上越接近輸尿管上段的結石越不建議。

但若體外震波碎石失敗，或是這類結石不適合體外震波碎石處理，則建議接受輸尿管鏡碎石手術。

「腹腔鏡截石手術」及「後腹腔截石手術」

這兩種手術皆須全身麻醉，風險相對較大。

腹腔鏡截石手術

得先在腹壁建立手術孔洞，接著製造氣腹，經由腹腔鏡藉由影像輔助系統，找尋輸尿管結石所在的位置，利用腹腔鏡器械將輸尿管切開並取出結石，最後置入輸尿管內管並修補輸尿管切口。技術層面較高，但傷口小、恢復快。

後腹腔截石手術

根據結石位置直接從表皮切開，進入後腹腔後找尋輸尿管結石，取出結石再修補輸尿管，傷口相對較大，恢復也較慢。

一旦「體外震波碎石術」及「輸尿管鏡碎石手術」都無法處理，則考慮「腹腔鏡截石手術」，或是傳統

的「後腹腔截石手術」。

膀胱結石的處理

膀胱結石可分為原發性及次發性。

● 原發性膀胱結石

主要發生於小孩，通常是由於低蛋白質飲食或低磷飲食所造成。

● 次發性膀胱結石

只要膀胱出口阻塞，都會增加結石生成的機會，男性最常見為攝護腺肥大造成的出口阻塞，另因脊椎病變而導致神經性膀胱影響排尿功能，也是高危險群群。

膀胱結石最常見的是肉眼可見的末端血尿，同時也會合併間歇性解尿、頻尿、尿急、解尿疼痛以及尿失禁。所以年長男性或脊椎病變之病人，合併有上述症狀，需提高警覺迅速就醫。

膀胱鏡碎石手術

膀胱結石目前以膀胱鏡碎石手術優先，可藉由雷射、氣動，或水中電擊等方式，將石頭裂解，再將結石洗出，如果結石過於巨大，不適合膀胱鏡處理，則應考慮傳統膀胱截石手術，經由下腹部打開膀胱，直接將石頭取出。

不是人人都適合的體外震波碎石

體外震波碎石雖然讓結石的治療更為便利，但有些情況不建議使用這方法治療：

● 孕婦不建議，因為可能造成對胎兒的不良影響。
● 有出血傾向及凝血異常的病人，發生腎血腫的風險較高。

- 未受控制的泌尿道感染，可能會導致敗血症。

- 骨骼的畸形或過度肥胖，會導致結石定位不易，或碎石震波能量傳導不全。

- 結石治療區域周圍有動脈瘤存在，治療的過程可能會造成動脈瘤的破裂。

- 尿路系統遠端的阻塞，如果沒有處理，也不建議先處理近端的尿路結石，因為這樣打碎了也排不出去。

- 結石的質地較硬，如單水草酸鈣或胱氨酸結石，擊碎的機會不高。

- 結石如果位於腎盞，出口太窄，或出口通道過長，或出口的角度過於傾斜，雖然可以藉由體外震波打碎，但終究無法順利排出體外，等於失去接受手術的意義。

打破結石的「六六定律」復發

　　俗話說預防勝於治療，除了針對各種結石的成因來預防外，也有基本的通則可降低結石的復發機會。結石的復發率高，一般接受治療後，六年內結石再度復發的機會高達六成，這就是所謂的「六六定律」。

- 水分的攝取要適量，建議養成規律飲水的習慣，讓每天的尿量可以達到 2,500-3,000cc。

- 營養的均衡攝取，要多吃富含纖維的蔬菜水果，適當的攝取鈣質，建議每天 1-1.2 公克。鹽分的攝取也要節制，最好每天不要超過 5 公克。動物性蛋白質也得盡量減少，每天每公斤不要超過 1 公克。過多的維他命 C 攝取也不好，一天不要超過 2 公克。

- 個人生活型態的調整；維持規律的運動習慣，運動後水分會流失要適時補充；讓身體質量

指數（BMI）維持在正常的範圍。

能夠遵行這三個大原則，並針對特定結石的成因來做預防，一定可以擺脫結石復發的夢魘。

錯誤的「破結石」法

坊間傳言，請別人云亦云，比如：

減少鈣質攝取避免結石產生，錯

結石有高達 60% 屬於「草酸鈣」，一般人會直覺認為減少鈣質的攝取就可以避免結石的產生。事實正好相反！

減少鈣質的攝取，會導致腸道中的草酸無法跟鈣質結合而排出體外，反而有利於離子態的草酸被腸道吸收，導致草酸經由腎臟排出，使得尿中的草

酸濃度過高，造成草酸類結石的產生。適量的鈣質
攝取，才是避免結石復發的建議。

喝啤酒有助於排石，錯

啤酒的確有利尿的功效，但啤酒本身就富含草
酸，同時也會造成尿液的尿酸的增加，導致這兩個
物質結合的機會大增，最終會造成尿路結石的產
生，所以大量喝啤酒反而會適得其反。

化石草可以避免結石的生成，錯

化石草的代謝物會增加尿中草酸的濃度，反而
也會增加草酸鈣結石生成的機會。化石草未必對預
防結石產生有幫助，直接將化石草用於人體來治療
尿路結石，反而可能適得其反。

總之，定期門診追蹤、補充適量水分、均衡飲

食、調整生活型態、避免誤信偏方，這才是預防結石復發最好的方式。

第五章

與年齡同增的
攝護腺肥大

連喝水都顧慮的
典型攝護腺肥大

　　62 歲林先生，連白天上班時，都忍不住頻頻跑廁所，同事異樣眼光讓他很尷尬。

　　在診間，林先生主訴：「每次都尿一點點，尿完馬上又想要再尿，時常有尿不乾淨的感覺，而且每次都要站很久才尿得出來，尿完後又滴滴答答，時常滴在褲子或鞋子上。晚上睡覺也得時常爬起來上廁所，嚴重的時候，一個鐘頭就要起來上一次廁所。睡眠品質變很差，白天精神不濟，這樣已經長達一年多了，實在受不了。」

　　「這是典型的攝護腺肥大表現，臨床上會有頻尿、夜間排尿次數增加、急尿、排尿用力、排尿啟

動遲緩，就是得等很久才尿得出來——」

「是啊，很討厭的。」林先生沒等醫師解說完便忙著插嘴：「因為這樣害我連喝水都怕，除非很渴了，才喝一點。」

「不少病人都和你一樣，當等到症狀越來越多，通常已經過了好幾個月，甚至是一至兩年，有的病人會等到完全尿不出來，導致尿路阻塞，才到急診室求助，一置放導尿管，病人才意識到病況的嚴重性。不過隨著年齡的增長，攝護腺肥大的發病率是會不斷地上升的。」

以目前來說，對於攝護腺肥大所造成的相關症狀，要定義的話，可能跟攝護腺的症狀，攝護腺組織增生，及在膀胱出口的阻塞程度有相關性。隨著年齡越大，盛行率會越高。根據過往研究參考資料，大致上來說：

● 31-40歲男性發生攝護腺肥大的機率約是 8%。

- 40 歲以後的男性，發生機率會較為明顯，大致上 40-49 歲的發生率約是 25%。
- 51-60 歲發生率約是 50%，之後發生率隨著年紀增加會越來越高。
- 80 歲以上男性有 8 成以上的發生率。
- 到了 90 歲以上，發生率幾乎接近 100%。

並非一有攝護腺肥大，就有臨床症狀

58 歲的陳先生看門診時表示：「白天上廁所的次數，相較於四十多歲時多了一點點，可是晚上睡覺時需要起來小便一兩次，如果睡前多喝點水，會起來大約三次，其餘症狀還好，沒明顯小便細流、餘尿感、或滴滴答答的情形。」陳先生自覺目前的攝護腺肥大症狀，對日常生活影響並不太大，但因為已持續了三個月，有點不安，便來泌尿外科詢問看看，是否有需要接受藥物治療或手術改善。

　　針對陳先生的病況，由於攝護腺肥大症狀並不嚴重，會建議可以先考慮藥物治療，再評估服藥後的改善程度。攝護腺肥大所造成的症狀會因人而異，並不是所有的人皆會產生困擾日常生活的情形，因此醫師在治療上需要客觀的審慎評估，提供病患不同的治療策略。

　　在臨床上，攝護腺肥大主要好發於約 50 歲以上的男性，一般約 55 歲以上的男性，可能開始會有一些攝護腺肥大的症狀，主要是因為攝護腺增生肥大之後，會壓迫到尿道，造成攝護腺部位尿道通路變窄。

　　男性年紀逐漸增長之後的排尿障礙，原因很多，包括攝護腺肥大、膀胱腫瘤、尿路結石阻塞、尿道狹窄、膀胱憩室、膀胱頸攣縮、膀胱逼尿肌收

縮力不足等，攝護腺肥大只是其中一個常見原因。

∙∙∙

　　攝護腺肥大的檢查、診斷，到治療，需病患與醫師充分溝通討論，使病患能夠理解自己最適合的治療時間及方式，藉以改善病患的生活品質，並達到最佳的治療效果。

　　從解剖來看，攝護腺是男性獨特的一個器官，位於骨盆腔的深處，膀胱出口處的尿道周圍腺體組織，位於直腸的前方、膀胱的底部、環繞包覆尿道的一個腺體，包含了一段的尿道，也被攝護腺環狀包覆著。

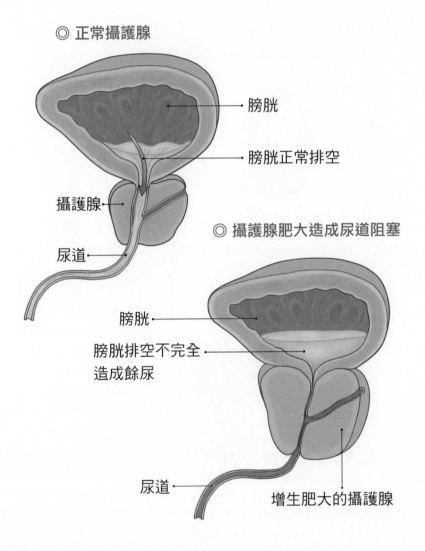

◎ 正常攝護腺

膀胱

膀胱正常排空

攝護腺

尿道

◎ 攝護腺肥大造成尿道阻塞

膀胱

膀胱排空不完全
造成餘尿

尿道

增生肥大的攝護腺

◎ 正常攝護腺、泌尿道，
　與攝護腺肥大造成的泌尿道併發症對比

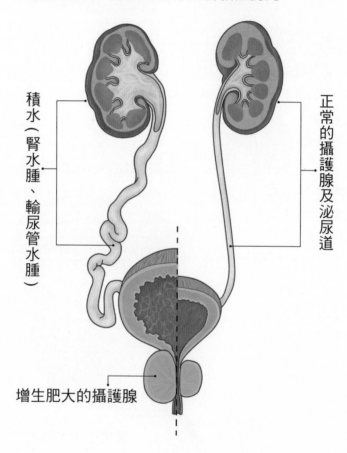

積水（腎水腫、輸尿管水腫）

正常的攝護腺及泌尿道

增生肥大的攝護腺

國際攝護腺症狀評分表（IPSS）

國際攝護腺症狀評分表（International Prostate Symptom Score, IPSS）又稱為「國際攝護腺症狀評分表」，評量下泌尿道症狀，總共有 7 項症狀相關問題，每一項從不同狀況以 0 分 -5 分來計算，總分從 0 分到 35 分，分數越高表示症狀越嚴重厲害。

7 項症狀相關問題及積分方式

- 完全沒有，0 分。
- 偶爾，1 分。
- 三不五時，2 分。
- 大約一半一半，3 分。
- 經常，4 分。
- 總是如此，5 分。

**1、在過去一個月內，是否有小便解不乾淨
的感覺？**

□完全沒有　□偶爾　□三不五時
□大約一半一半　□經常　□總是如此
症狀的評分：

**2、在過去一個月內，是否不到兩小時就要
再去小便一次？**

□完全沒有　□偶爾　□三不五時
□大約一半一半　□經常　□總是如此
症狀的評分：

**3、在過去一個月內，是否有小便斷斷續續
的現象？**

□完全沒有　□偶爾　□三不五時

□大約一半一半　□經常　□總是如此

症狀的評分：

4、在過去一個月內，是否有憋不住尿的感覺？

□完全沒有　□偶爾　□三不五時

□大約一半一半　□經常　□總是如此

症狀的評分：

5、在過去一個月內，是否有小便無力的感覺？

□完全沒有　□偶爾　□三不五時

□大約一半一半　□經常　□總是如此

症狀的評分：

6、在過去一個月內，是否有需要用力才能解出小便？

□完全沒有　□偶爾　□三不五時

□大約一半一半　□經常　□總是如此

症狀的評分：

7、在過去一個月內，晚上睡覺時一般需要起床小便幾次？

□完全沒有　□偶爾　□三不五時
□大約一半一半　□經常　□總是如此
症狀的評分：

●7 分以下屬於症狀輕微

通常在 7 分以下屬於症狀輕微，這時可能只需觀察及追蹤即可，少數人才需要治療。

●8 分 -20 分，屬於中度的症狀

建議需要醫師評估，及可能靠藥物治療來改善這些症狀。

● 20 分以上歸類為嚴重症狀

建議一定要接受醫師評估及藥物治療，甚至藥物治療後症狀並沒有明顯改善，便要考慮進一步檢查及藥物調整或是手術治療。

生活品質評分表（Quality of Life）

從 0-6 分，分數越高，代表對目前下泌尿道症狀感到生活的品質越差。這也是臨床治療攝護腺的重要參考依據。

如果以後日常生活的小便情形都和現在一樣會覺得如何？

非常滿意	滿意	還算滿意	無所謂	不大滿意	不滿意	非常不滿意
0 分	1 分	2 分	3 分	4 分	5 分	6 分

引起攝護腺肥大的危險因子

目前並無單一危險因子，可以解釋攝護腺肥大為何發生，可能與遺傳的賀爾蒙調控機制、生活方式、肥胖、發炎等因素有關。

遺傳的賀爾蒙調控機制

就遺傳因素來說，有研究報告顯示，若家族中有人罹患攝護腺肥大，且曾經接受攝護腺肥大手術，年紀較為年輕、甚至小於 60 歲者，其罹患攝護腺肥大的機率較一般族群增加，且發生症狀的年紀會更輕，攝護腺的體積也會來得更大。

攝護腺組織主要由腺體與基質所組成，攝護腺肥大是攝護腺腺體增生，致使攝護腺的體積增生，會造成基質內的平滑肌張力上升，導致尿道、膀胱開口尿路通道狹窄阻塞。

雄性激素、雙氫睪固酮
與攝護腺肥大有相關性

　　67 歲的李先生因為攝護腺肥大造成頻尿、夜尿次數大於 5 次、排尿啟動遲緩、小便涓涓細流、滴滴答答、時常有殘餘尿液感長達半年之久。在門診診療時，肛門指診發現有攝護腺肥大情形，但沒觸摸到異常腫塊，尿流速率檢測發現最大尿流速度每秒鐘僅僅只有 8cc，排尿後的殘餘尿量高達 100cc。再安排經直腸攝護腺超音波掃描檢查後，並開立甲型腎上腺素阻斷劑藥物給予治療。

　　藥物治療一個月後，李先生表示攝護腺肥大所造成的不適症狀稍有改善，目前夜尿情形約為每晚 3-4 次左右，小便涓涓細流情形有變好，但對於改善的狀況希望能再有所提升。經直腸攝護腺超音波掃描，結果顯示有攝護腺肥大（攝護腺體積約 60cc），沒有明顯腫瘤呈現。綜合檢視過李先生的臨床狀況

後，增加「5α 還原酶抑制劑」藥物，以期達到李先生期望的加乘治療效果。

雙氫睪固酮，是攝護腺增生的刺激因子，會引起攝護腺肥大。有研究顯示，在攝護腺內，5α 還原酶會將雄性激素（睪固酮）轉變為雙氫睪固酮。在攝護腺內雄性激素 90% 以雙氫睪固酮的形式存在，大部分是來自睪丸所產生。而攝護腺內雄性激素及雙氫睪固酮，皆是結合在雄性激素受體上，只是雙氫睪固酮與雄性激素的受體結合力，要比雄性激素來得更高，親和力來得更好。正因如此，致使攝護腺在雙氫睪固酮的作用下，造成攝護腺肥大的發生。

生活方式可能與影響賀爾蒙調控機制有關

就生活方式來說，可以發現不同的生活型態，對許多自然疾病的發展具有影響。同樣地，越來越

多的研究顯示，不同的生活方式，可能對攝護腺肥大也有其影響性。

代謝症候群

目前已知許多的代謝症候群、臨床症狀包括了高血壓、血脂異常、糖尿病、肥胖等等，皆會造成影響許多的心血管疾病。

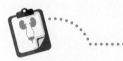

研究顯示，有代謝症候群的男性，發生攝護腺肥大的機率，可能要比沒有代謝症候群者來得高，最高可能超過 80%。

肥胖

肥胖也是影響攝護腺肥大的一大原因，有研究

顯示肥胖者脂肪越多，可能造成攝護腺體積越大；也有研究顯示 BMI 超過 24 的男性，且腰圍超過 90 公分以上的男性，攝護腺肥大的機率，可能是 BMI 在 24 以下，且腰圍小於 90 公分男性的兩倍。

發炎

有許多研究觀察到，慢性或反覆發炎如泌尿道發炎、攝護腺發炎等，都與攝護腺肥大及下泌尿道症狀有關，但具體的作用機轉，目前仍不是很清楚。有部分研究顯示，若病患曾經有攝護腺發炎的情況，造成攝護腺肥大的機率可能會比較高，但到底影響程度多大則未有結論。

攝護腺肥大的臨床檢查

　　針對攝護腺肥大的問題，在臨床上除詢問病史外，醫師一般會做這些檢查：

肛門指診

　　是攝護腺肥大基本的臨床檢查。

　　透過肛門指診可以確定攝護腺的肥大狀況，表面質地是否平整有彈性，邊緣是否清楚，以及是否有摸到硬塊、腫塊或結節，是否有明顯攝護腺壓痛，可作為臨床上對攝護腺疾病的初步判斷。

醫師執行肛門指診除檢查攝護線之外，同時也會檢查下段直腸是否有明顯的腫塊，肛門括約肌的張力強度是否正常，如果有脊椎或相關神經疾病造成神經損傷，會影響肛門括約肌的功能及張力強度。如果可以，最後醫師也會肉眼觀察沾黏在檢診手套上的糞便是否有出血情形。

肛門指診也並非完全沒有限制，儘管攝護腺癌約七成生長在周邊區域，但如果腫瘤生長在攝護腺中間，或腫瘤比較小，就可能因無法觸及而沒發現。

尿液常規檢測

利用尿液檢測是否有血尿、泌尿道感染、蛋白尿等可能的狀況。以初步區別病人除了攝護腺肥大外，是否還有其他的一些隱藏性疾病。

門診有位 63 歲的張先生，經確診有攝護腺肥大，且接受藥物治療三年多了，一切穩定。兩週

前，張先生一次突發的無痛性血尿，急忙回診看究
竟是怎麼回事，經尿液檢測發現尿液中雖然有明顯
血尿，但並無感染情形。張先生接受了進一步檢
查，發現膀胱內有一顆 0.5 公分的腫瘤，經膀胱鏡
切除治療後，確診為初期表淺性膀胱的「尿路上皮
癌」。治療後定期追蹤，張先生一切穩定無復發。

　　攝護腺肥大有可能產生血尿的情形，但一旦有
新的症狀發生，千萬不要以為是「攝護腺肥大產生
的症狀」而自我合理解釋，忽略了其他疾病的警覺；
建議一定要經過專科醫師仔細評估及檢查。

血液檢測

　　包括血中 PSA（攝護腺專一抗原），及腎功能檢
測。

　　臨床上有許多狀況會致使 PSA 上升，包括了攝
護腺癌症、攝護腺肥大、攝護腺發炎、泌尿道感

染、排尿障礙、尿道檢查,或攝護腺按摩等等各種因素。攝護腺近期剛接受過穿刺、肛門指診、置放尿管等情況,都可能會導致血中 PSA 值上升。

　　攝護腺專一抗原(PSA)的高低並不能完全代表攝護腺的良性與否,但是 PSA 抗原越高,可能代表病人有潛在攝護腺癌症的機率越高。

　　在檢測 PSA 時,還必須依據病人的年紀來決定。隨著年紀的增長,PSA 的參考標準值也會隨之上升調整。嚴重的攝護腺肥大在臨床上可能會致使腎功能損傷,因此在晚期的攝護腺肥大,會看到血中腎功能指數,或血中肌酸酐上升的狀況。

影像學檢查

　　包含了一般泌尿超音波及經直腸攝護腺超音波檢查，透過超音波可以更清楚了解攝護腺的肥大狀況，是否有異常的低回音病灶，以及攝護腺是否增大，或是否有往膀胱內突出的情形。攝護腺如果明顯增大，且有往膀胱內突出表示對尿路的阻塞更嚴重。會造成更明顯的排尿症狀或障礙，一般對藥物的治療效果可能反應較差。

腹部（腎臟）超音波檢測

　　為非侵入性的檢查，經由超音波可檢測腎臟狀況，是否有因為攝護腺肥大造成的排尿阻塞及膀胱尿滯留，進而因腎臟尿液無法順利排至膀胱而形成腎臟輸尿管積水的狀況，常常兩側腎臟水腫同時發生，甚至嚴重造成急性腎衰竭或需洗腎的狀況。

尿流速檢查

尿流速檢查並不能確診是否有攝護腺肥大的狀
況，檢查的目的主要是確認是否有排尿的障礙，或
尿流速下降的情形。必須注意的是：

尿流速檢測時，若當次排尿量小於 150cc 以下，
則尿流速的檢測並不準確。

臨床上若是發現最大尿流速小於每秒鐘 10 到
15cc，可以藉此研判有排尿功能障礙。在攝護腺肥
大的病友身上，可藉此推測有可能是因為攝護腺肥
大，而造成的膀胱出口阻塞的情形。

排尿後的尿餘量檢測

正常人的排尿後的尿餘量（殘尿）是小於 5cc-10cc，排尿後的尿餘量越多，代表所造成的排尿障礙越嚴重。

但攝護腺肥大並非造成尿餘量增加的唯一原因，膀胱功能的評估也要注意，在膀胱逼尿肌無力、逼尿肌和尿道括約肌協調不良的病人，也可能發生尿餘量增加的情形。

以往檢測餘尿需請病人先排尿後，再經由醫護人員置入導尿管，直到膀胱尿液流空，依流出的尿量評估餘尿。但現在測量餘尿只需經由膀胱掃描儀，藉由無侵入性的超音波掃描及程式運算，能直接於儀器上顯示膀胱的尿量即是餘尿。

攝護腺肥大的症狀

　　攝護腺肥大的症狀有很多，比較常見的分為兩大類，一個是阻塞型的症狀，另一大類是刺激型症狀。

阻塞型症狀的攝護腺肥大

　　阻塞型的症狀，主要是因為攝護腺增生後，造成尿路的阻塞，排尿不順，這類的症狀主要會造成小便流速變慢，滴滴答答，尿柱變小，甚至小便要用力這些症狀。一般來說，攝護腺肥大初期以阻塞性的症狀為主，長時間下來，若沒有好好控制或治療，會逐漸衍生成膀胱功能的一些刺激型症狀。包

括頻尿、急尿、夜間排尿次數增加，此為攝護腺肥大造成的膀胱刺激所致。

　　最主要是長時間阻塞之後，攝護腺造成的壓力，迫使膀胱必須用力的收縮才能將尿液排除乾淨，可以短期間代償性的稍微克服攝護阻塞症狀。

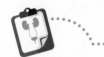

　　但是膀胱長時間的用力收縮，會造成膀胱壁增厚，膀胱肌肉的纖維化、小樑化，引發膀胱的彈性及其延展性變差，甚至膀胱容量減少。這也是造成排尿症狀加劇的原因，常見症狀如頻尿、急尿、夜尿等，甚至引發急迫性尿失禁而影響日常生活甚巨，亦即合併產生了儲尿型症狀的攝護腺肥大。

　　大部分人的攝護腺若較肥大，確實會造成一些明顯的症狀，可是症狀嚴重度與攝護腺體積大小，

並不是絕對的正相關。舉例來說，一個攝護腺 50 公克的男性，症狀也許會比一個攝護腺 70 公克的男性還要嚴重，所以攝護腺大小，並不是決定症狀或治療的唯一因素。

　　臨床上會使用一些比較客觀的檢查數據，來評估攝護腺肥大所造成的嚴重度。之前提及的症狀評分表 (IPSS) 是常用的評估標準之一。

感染是否因攝護腺肥大所造成

　　感染會造成排尿的一些症狀，而攝護腺肥大也會增加尿路感染的機會。一旦中年以上男性或長者，診斷有泌尿道感染，我們會檢查攝護腺，看感染成因是否因為阻塞所造成，還是膀胱功能的異常所造成。也可以簡單地藉由尿流速檢查，看排尿時膀胱的容量、排尿時的尿流速度、排尿所花費的時間，最大尿流速是不是有達到標準？或也可以經由

簡單的膀胱超音波檢查儀量測，確認膀胱的餘尿量，這些都是在門診就可以立即做的檢查。

治療第一線還是以藥物為主

攝護腺肥大在藥物治療後，如果沒有明顯改善的效果，則需要仔細探討其他相關的因素，比如說有些人同時因為內科的疾病，如糖尿病、心臟病，或是因腎臟疾病而造成排尿的問題，這些都要作為鑑別的診斷，不能因排尿的症狀，就認定唯一的原因是攝護腺肥大，而延誤了更嚴重疾病的治療矯正時機。

如果在排除一些相關干擾因素後，病人接受藥物的治療一段時間，排尿症狀仍然還是不佳，而且攝護腺的確有肥大，需要進一步治療時，這時候再建議做手術治療。手術包括經尿道電刀攝護腺刮除手術、開腹攝護腺摘除術、雷射氣化手術等。

手術治療的適應症

例如服用藥物後症狀改善不理想、反覆性尿路感染、攝護腺肥大併產生結石、攝護腺肥大併發血尿、腎臟積水、腎臟功能損傷、反覆性尿滯留、併發腹股溝疝氣等等。常見需要進一步手術的原因包括內科藥物治療失敗，病人仍然有很嚴重的排尿症狀，或是因攝護腺肥大引發相關的併發症，例如反覆尿路感染或尿滯留。

攝護腺肥大可能會造成排尿解不乾淨，病患時常會有餘尿量增多的情形，在膀胱長時間存有尿液的狀態下，猶如一直有一池水存在膀胱內，久而久之，容易引發尿路感染，在攝護腺肥大治療效果不理想的狀態下，容易一而再，再而三的轉變為反覆性尿路感染。

儲尿型症狀的攝護腺肥大

指的是膀胱儲存尿液的功能，或是敏感性增加，甚至儲存尿液的容量變小，這樣會引起頻尿、夜尿或急尿的症狀。還可能因為排尿不良，進一步造成其他的併發症，比如說膀胱產生了結石，反覆地感染，甚至攝護腺反覆地出血造成血尿。更嚴重的會造成膀胱功能不佳，引起雙側腎臟水腫，甚至嚴重會造成急性腎功能損傷；這些都是嚴重進展到必須評估手術治療的適應症。

當發生急性腎功能損傷時，可能初期沒症狀，若延誤治療，嚴重時可能造成小便量減少、下肢或全身水腫、食慾不振、噁心嘔吐，甚或是肺水腫併發呼吸喘及胸悶、心臟衰竭、電解質不平衡造成心律不整等狀況，若無適當地緊急處理，諸如置放導尿管、利尿劑的使用，甚或緊急洗腎，病患可能會

發展至腎臟衰竭而需要長期洗腎。

刺激型症狀的攝護腺肥大

當攝護腺肥大造成尿路阻塞後，膀胱會代償性的增加膀胱肌肉的收縮力，來克服或減少排尿阻塞的症狀。長時間下來，膀胱肌肉會因過度收縮而引起肌肉的增厚與小樑化，此時膀胱的容量及延展彈性就受到影響及限制，繼而產生排尿頻繁（頻尿）、尿液急迫（急尿），或是夜尿次數多等惱人症狀。這類症狀大多發生在攝護腺肥大造成尿路阻塞一段時間之後，但卻造成日常生活極大的困擾。

攝護腺肥大的治療

　　攝護腺肥大的治療目的，在於改善臨床症狀，提高生活品質。治療策略依臨床症狀嚴重程度包括：觀察追蹤、藥物治療、手術治療。攝護腺肥大症狀若是對患者生活品質影響較小者，可以採取先行觀察即可。

觀察追蹤

　　攝護腺肥大的病友若沒症狀，或經國際攝護腺症狀評分表評估後，針對輕度症狀評分的病人，或中度症狀評分的病人，但是對生活品質造成的困擾不明顯者，不一定需要藥物治療，可以先觀察追蹤

即可。但建議需經專業的醫師仔細完整評估後，依
醫師建議實施觀察追蹤。但觀察追蹤的病友，仍須
定期回診檢查及評估。

藥物治療

當攝護腺肥大已經造成中度症狀時，即可考慮
接受藥物治療。目前治療攝護腺肥大的藥物主要包
含兩類，第一類為甲型交感神經阻斷劑，即
α-blockers，臨床上是最常使用的藥物；第二類為
5α 還原酶抑制劑，作用為抑制男性雄性激素。

甲型交感神經阻斷劑

為臨床上的第一線治療用藥，目的為減少攝護
腺及尿道平滑肌的張力，可以讓攝護腺跟膀胱頸肌
肉放鬆，進而減緩膀胱出口阻塞的情形。臨床上可
以改善病患的下泌尿道症狀，但是不會影響攝護腺

體積的增生，以及無法控制攝護腺隨時間持續增大，造成疾病的進展。

　　這一類的藥物是最普遍的第一線用藥，種類也最多；對藥物療效反應快的病人，可在使用一至二周內明顯感受到症狀有所改善。但是少數人對這個藥物較敏感，可能會產生血壓降低、姿勢性低血壓、頭暈、倦怠、嗜睡、頭痛等副作用，所以在服用的時候也必須小心，尤其有合併高血壓的其他藥物治療的時候。

「5α 還原酶拮抗劑」或「五甲型還原酶抑制劑」

　　主要的作用為減少活性男性賀爾蒙的分泌跟形成。攝護腺肥大跟雄性激素（男性賀爾蒙）有關，

男性賀爾蒙的旺盛會刺激攝護腺的增生。

　　雄性激素意即睪固酮，會經由 5α 還原酶，轉變為雙氫睪固酮（活性男性賀爾蒙），促使攝護腺組織增長，致使下泌尿道症狀變嚴重。臨床上使用 5α 還原酶抑制劑，可抑制睪固酮轉變為雙氫睪固酮（雙氫睪固酮會使攝護腺持續增長），進而達到縮小攝護腺體積，同時減緩下泌尿道症狀。但是減少的攝護腺體積有一定比例，並無法讓攝護腺無限制地不斷縮小。

　　這類藥物主要是能夠降低活性男性賀爾蒙的量，不過缺點是作用時間比較慢，一般要治療 3-6 個月後，才開始見到藥效。優點是可以讓攝護腺縮小，如果效果好的話，一般大概可以縮小四分之一的攝護腺體積。

5α 還原酶抑制劑，國內健保臨床使用規範為攝護腺體積需大於 30cc 或最大尿流速需小於每秒15cc，且血中 PSA 值無異常。

當病患的攝護腺專一抗原（PSA）值偏高，或肛門指診懷疑是攝護腺癌症的時候，需建議病患先行接受切片檢查，以確診是否為攝護腺癌症。5α 還原酶抑制劑的臨床副作用，主要為影響性功能，因此在使用使藥物之前，需先告知及確認病患的性功能狀況為何。當症狀嚴重的病人，可考慮使用甲型交感神經阻斷劑及 5α 還原酶抑制劑的聯合治療。但聯合治療的副作用可能會比單一藥物的副作用來得多，需事先告知病友與溝通。

攝護腺肥大病友，當藥物治療效果慢慢變差而症狀加重，甚至出現相關性的併發症後，此時可能需要考慮接受手術治療。手術治療的適應症，包括：

●下泌尿道症狀明顯影響患者的生活品質。

● 藥物治療效果不佳。

● 出現攝護腺肥大導致的相關併發症,如反覆
性尿滯留、反覆性血尿、反覆性泌尿道系統
感染,產生膀胱結石、膀胱憩室、腎臟或輸
尿管積水,甚至伴隨腎功能損傷。其他還有
因長期用力解尿造成腹股溝疝氣、嚴重的痔
瘡等。

目前攝護腺肥大的手術治療,最主要還是經尿
道的內視鏡手術,依不同類型有傳統電刀、雙極電
燒,或是雷射的攝護腺氣化手術、或是剜除手術。
醫學越進步,相對的這些手術都變得更安全,目前
這些手術的併發症都降到很低,所以民眾不用擔心
手術會有很大風險。更不需要因為擔心手術風險,
而耽誤了治療,甚至造成太晚手術治療,縱使日後
決定手術,因為這時候膀胱功能早已經產生不可逆
的受損,手術後的效果也不佳。

經尿道電刀攝護腺刮除手術

是最經典也是目前泌尿外科醫師最常執行的手術方式，又分為「單極電刀」與「雙極電刀」。在手術執行所需耗費的時間差不多，麻醉方式也無不同，差別在於手術過程中所需使用的沖洗液有所不一樣。

單極電刀手術

使用的是蒸餾水，目的在於避免於手術過程中產生離子。接受單極電刀手術的患者有 1% 可能會因為使用蒸餾水而發生水中毒的現象，原理為手術過程中，單極電刀切開攝護腺組織時會使血管暴露出來，蒸餾水會不斷從靜脈灌入血管內，而造成電解質不平衡的水中毒狀態。

雙極電刀手術

使用的是生理食鹽水，因此在手術過程中即使生理食鹽水灌入靜脈內，也較不會產生急性水中毒的現象。

開腹攝護腺摘除術

手術方式為最傳統的手術療法，在病患肚臍下方的下腹部劃一刀，進入骨盆腔將攝護腺摘除掉，由於會對身體產生較大的破壞與傷害，目前來說醫生已較不建議如此的手術療法。再者，由於醫療器械的進步，病患多半也不願意接受如此重大的手術方式，此為目前最少見的手術治療方式。

雷射氣化手術

為目前最新的手術療法，利用雷射將攝護腺組織瞬間氣化併刮除，且雷射手術的止血效果比傳統的電刀手術較好，使病患在手術中或手術後需要輸

血的機率更為降低。而且手術過程中使用的沖洗液
為生理食鹽水，可大大降低病患產生水中毒的可能
性，因此年紀大或身體狀態較不佳的病患會建議使
用雷射氣化手術。

攝護腺癌

　　攝護腺只有男性有，男性的十大癌症裡，發生率是第五位，死亡率現在是第七位，每年在臺灣有超過五萬人新診斷出有攝護腺癌。攝護腺癌具有遺傳性，跟基因可能有關係，第二個危險因子為年紀，年紀越大，攝護腺癌的發生率也越高；慢性發炎與攝護腺癌的發生是否有相關性，目前並不是很確定。

　　如果家族長輩有攝護腺癌，可能要提早接受篩檢。目前為止，診斷攝護腺癌唯一的方法只有切片，誰需要接受切片檢查，這是要經過篩檢挑出來的，有以下幾種方法：

攝護腺腫瘤指標

用抽血來檢驗攝護腺腫瘤指標，稱為攝護腺特異抗原或攝護腺專一抗原，就是所謂的 PSA。「攝護腺特定抗原」，由攝護腺所分泌。通常超過 4ng/dL 時會建議病患做進一步的檢查評估。

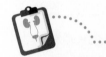

攝護腺指數過高，並不一定代表有罹患攝護腺癌，譬如良性攝護腺增生、泌尿道感染、急性尿滯留、近期接受過膀胱鏡檢查等，都有可能會造成攝護腺指數上升，一般會搭配攝護腺肛門指診來評估攝護腺的情況。

攝護腺指數小於 4 ng/dL(有些實驗室建議可在 5 ng/dL 以內)，也不代表一定沒有攝護腺癌，因為有些藥物會使攝護腺指數降低，若經過泌尿科醫師

評估覺得攝護腺癌的風險較高，會建議做進一步的
攝護腺切片檢查。病患若擔心攝護腺切片風險，可
以自費做磁振照影，重要的是，不要對攝護腺指數
異常置之不理。

PSA 有幾個特性，有一些狀況會影響攝護腺的
PSA 數值，比如說發炎、排尿狀況不順暢、腫瘤，
或是經過一些尿道攝護腺的檢查或是攝護腺按摩，
或是放置導尿管等，都會讓攝護腺的 PSA 數值上
升。所以有上升的狀況下，可能要回溯去看看有沒
有這些狀況造成抽血數值的影響。

哪一類的藥物會讓 PSA 降低？包括治療攝護腺
藥物，就是「五甲型還原酶阻斷劑」。但是一般如果
使用此藥物，大約半年左右，PSA 的數值可能會降
低 50%，比如說本來是 4 ng/dL，吃了藥物半年以
後，可能要以 2 ng/dL 為基準，這是目前大概知道

的推算狀況。

隨著年紀的增加，PSA 的參考值會不一樣

一個 40 歲到 50 歲的男性，我們會建議 PSA 在 2.5-3.0 ng/dL，50 歲到 60 歲可能會增加到 3.5-4.5 ng/dL，或甚至到 5.0 ng/dL 以內，那到了 75 歲，安全值可能會增加到 6.0-6.5 ng/dL 以內。當然病患需要接受一連串的檢查，譬如說去年的數值怎麼樣，今年的數值怎麼樣，需要去做比較，若是上升的速度比較快，每年上升超過 0.75，比方說去年是 2 ng/dL，今年是 3 ng/dL，看起來都還正常，可是上升的速度過快，坡度過陡，都要列為追蹤或是需要進一步切片的指標。這個是針對 PSA，目前應用最廣泛的，也是大部分病人接受切片的原因之一，就是因為 PSA 過高。

PSA 有不同的算式，譬如說自由型的 PSA，或

是現在推自費的攝護腺健康指引（PHI），我們稱之為「指標」，根據 PSA 其他的幾個參數去算出來的，不管何種計算方式，其主要目的是要判斷患者是否可能有罹癌的風險性，是否需要進一步做切片以確認攝護腺癌。

肛門指診

醫生執行肛門指診檢查時，如果摸到攝護腺有硬塊，需要建議病人進一步接受攝護腺切片檢查；如果肛門指診有異常，PSA 正常，那怎麼辦？答案還是建議要進一步切片檢查。臨床上任何一種篩檢方式，皆是判斷罹攝護腺癌風險的參考工具；PSA 或肛門指診，任何一個異常，另外一個正常都視為異常，需要進一步做切片診斷。切片是唯一診斷的工具，因為要病理的確認，才能確診有癌症。

核磁共振是最近比較被拿出來討論的，以往是用

超音波，但超音波沒有那麼精準，現在核磁共振根據
不同的條件去做攝護腺掃描，可以看到疑似癌症的病
灶，所以核磁共振是一個很好的檢查方式，但是核磁
共振結果出來若有懷疑的地方，若要做下一步的治
療，還是得針對懷疑的病灶做切片以確定有無癌症。
核磁共振只是一個方式，但也是一個輔助。

診斷當然是靠切片

　　攝護腺切片的執行一般是經由直腸、肛門的地
方，利用超音波導引進行扎針的動作。大家會很擔
心切片會不會造成腫瘤的轉移，如果真的有腫瘤，
這個是不用擔心的，全世界唯一的方式就是切片，
沒有轉移的問題。

　　一旦診斷出有攝護腺癌，下一步就是癌症治
療，必須先確認是第幾期，不同期別的治療方式是
不一樣的，攝護腺癌跟我之前提過的腎臟癌一樣，

從初期可以手術治療或放射治療，到晚期轉移，還
可以做賀爾蒙治療，所以不論各期別的病人，其實
不要灰心，最後一期都還可以做很好的治療與生命
的照護。

病情的預後

先講初期，如果做手術治療，十年的存活率基
本上都有 95% 以上，效果很好。攝護腺癌本來就是
進展很慢的一個癌症，有些論調甚至覺得如果 80 歲
以上，根本不需要診斷攝護腺癌，為什麼？因為 80
歲以上，因為心臟疾病、腦血管疾病造成生病或死
亡的風險，比攝護腺癌造成的死亡風險還高，所謂
的攝護腺癌從診斷到真的死亡，縱使在診斷時就已
經發現有轉移了，平均是 5-10 年。

在歐美，診斷時是初期的治療機率大概可以達
到 80% 到 90%。在臺灣，目前大概只有 60% 在診

斷時還是初期的攝護腺癌，另有三成到四成的病人在診斷的時候就有轉移了，這是我們還要努力的狀況。一旦診斷時就已轉移，還可以接受賀爾蒙的治療。賀爾蒙治療剛開始可能有效，如果沒效，還有其他的治療方式，包括化療，以及新一代的賀爾蒙藥物治療。

　　新一代的雄性素生成抑制劑，適用於賀爾蒙治療抗性的轉移性攝護腺癌、可使用於化療前或化療後的病患。這些新一代藥物一直層出不窮地研發出來，因為攝護腺癌在歐美，實在是一具有巨大殺傷力的癌症，在歐美，攝護腺癌是排名第一位，研發單位、藥廠，更願意投資去做研發，不過以新藥來說，在國內跟國際治療腳步是很接近的。

　　這些新藥物在國外上市後，約一兩年後，臺灣也可拿到許可，甚至有些已經進入健保給付，在使用時，可以申請健保的給付。攝護腺癌最常見的是

轉移到骨頭，在使用賀爾蒙治療後，監測治療的反應，還是需要依據 PSA 有沒有下降來作為判斷，臨床上，有些病人甚至可以下降到 0 ng/dL，有些病人在治療之初時，可能高達一兩千，經過治療之後，最後降到接近於 0 ng/dL，這樣的個案也不在少數。

攝護腺癌越早期診斷越好，因為治療效果越好，治療的時間大概平均 2-4 年，會從賀爾蒙有效進展為賀爾蒙無效，賀爾蒙一旦無效，就是要進入二線的治療，包括新一代的賀爾蒙藥物或者化療，每種治療其平均存活的時間大概可達到 4-5 個月生命延長的時間。

最近有一些研究，把二線的藥物拿來跟一線的賀爾蒙一起使用，可以延緩賀爾蒙失效的時間。這些藥物可用在高風險的病人（指轉移的機率很高，或是說腫瘤細胞的分化很差，或是 PSA 加倍的時間很快，小於 10 個月，譬如說 20 ng/dL 變為 40 ng/dL

小於 10 個月），針對這些高風險的病人，可以提早使用這樣的治療，可以延後他的賀爾蒙失效的時間延緩到 3 年，但這一類的治療，臺灣的健保還沒有納入給付範圍。

目前的健保給付範圍包括化療與新一代的二線賀爾蒙藥物，給付條件是對賀爾蒙有抗性的病人。

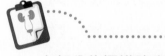

大部分的攝護腺癌一旦發生骨骼轉移，主要是在承受重量的骨骼、脊椎、骨盆，要預防疼痛之外，也要預防產生骨折或神經壓迫的狀況。

這時有一些骨骼上的治療藥物，例如雙磷酸鹽，這一類的藥物就有點類似骨質疏鬆的藥物，可以減緩鈣從骨頭裡面融到我們的血中，把鈣維持在我們骨頭裡面，維持骨頭的強度，但副作用可能會造成血中低血鈣，這要注意檢測。

針對病人的齒槽骨、下顎骨，臨床上可能有2-3%的病人在使用這些骨鬆藥物兩年後，會產生下顎骨頭壞死。因此在使用前，病患可能要先會診口腔外科醫師做口腔方面的確認，是否有這樣的致病風險。

初期手術，現在最常使用的是達文西機器手臂輔助攝護腺全切除手術，國內達文西機器手臂的使用密度很高，以三軍總醫院為例，大概九成的手術治療都是利用達文西機器手臂完成的，病人的恢復功能也會比較好，副作用當然也比較低。如果病人年紀比較大，可以考慮賀爾蒙加放射線治療，可以達到很好的治療效果。

攝護腺癌的治療有一個特點就是治療的效果都很好，而且病人治療的時間都很長，針對其他的癌症，譬如說肺癌、胰臟癌這些預後不好的癌症，攝護腺癌算是相對進展緩慢的。

第六章

尿失禁

困擾女性的「漏尿症狀」

「不過是感冒咳嗽、怎麼就漏尿了？」

「用力打個噴嚏，竟然會尿失禁？」

「是因為年紀大了嗎？怎麼連走路走著走著，也會漏尿？」

即便是在診間，女病人們也一樣問得很不好意思。

尿失禁的定義為尿液不自主地流出，臨床上稱為「漏尿症狀」。大致上可分為應力性尿失禁、急迫性尿失禁、混合性尿失禁、結構性尿失禁。中年及青年女性，主要為壓力性尿失禁與急迫性尿失禁，老年女性則以混合性尿失禁最為常見。

女性的應力性尿失禁，主要可能原因為年齡、生產、婦產科疾病史、骨盆腔手術史，導致骨盆腔的肌肉鬆弛，致使尿道的括約肌鬆弛，而引發尿失禁。可能因為用力打噴嚏、咳嗽，致使腹腔的壓力上升，而導致尿失禁的產生。男性尿失禁的發生率低於女性，約為 1 比 2。

男性尿失禁以急迫性尿失禁為主，其次是混合性尿失禁。男性尿失禁的可能因素為年齡、下泌尿道症候群，如攝護腺肥大所造成的下泌尿道症狀；神經性疾病，如帕金森氏症、糖尿病等，以及曾經接受過攝護腺切除術所造成的神經或括約肌損傷。

應力性尿失禁

因為腹部用力，如咳嗽、打噴嚏等，造成腹部

壓力上升，造成不自主漏尿，此時的膀胱逼尿肌是處於無收縮的一個狀態。

　　在應力性尿失禁的受測者，會發現病人咳嗽時，腹壓會急速上升，造成膀胱內壓也上升，發現膀胱逼尿肌的壓力並不會明顯的上升，而且有漏尿的狀況。若是在膀胱逼尿肌過度反應（膀胱過動症）的病人於灌注時，會發現膀胱逼尿肌壓力明顯快速上升，且通常膀胱內壓會大於 15 公分水柱。

尿道壓力檢測

　　尿道壓力檢測臨床運用可以包括：

- 最大尿道壓力：正常女性數據大約為 100-120 公分水柱。
- 尿道閉鎖壓力，為尿道壓力減掉膀胱內壓的數值。
- 尿道括約肌功能長度，為尿道大於膀胱內壓

的尿道長度，正常值大約為 3-4 公分。

● 最大尿道壓力，指的是尿道壓與膀胱內壓的差值的最大值，代表的是最大尿道壓力，尿道壓是開放尿道所需壓力的大小，尿道壓力又分為靜態尿道壓力與應力尿道壓力。

女性受測者的靜態尿道壓力會隨著年齡的增加而逐漸減少，應力尿道壓力在檢測時，會請受測者不斷地咳嗽，以分析膀胱內壓力與尿道壓力的一個變化，有助於判斷女性的應力性尿失禁。正常的女性，其尿道閉鎖壓力在咳嗽時，尿道壓應該是大於 0 的，在壓力性尿失禁的受測者，其尿道壓數據是小於 0 的。

括約肌肌電圖

檢測目的，主要是用以檢驗當膀胱在收縮排尿時，尿道外括約肌是否有同步協調放鬆，臨床上常

用以判斷病患是否為神經性膀胱、腦中風、帕金森
氏症，甚至是骨盆腔手術後的一個影響，所造成的
下泌尿道症狀。

影像尿路動力學影像攝影檢查

影像尿路動力學為執行尿路動力學時，同時配
合下泌尿道的影像攝影，可更全面性的瞭解下泌尿
道的動態排尿狀況，可運用於應力性尿失禁檢查
時，用以排除不穩定的膀胱；也可用以檢測腹壓漏
尿點壓力，也可用於定位膀胱出口阻塞的部位。

總而言之，尿路動力學檢查的臨床目的，是提
供一套客觀量化的下泌尿道系統數據，提供臨床醫
師作為診斷與治療的依據。

急迫性尿失禁

源自於膀胱逼尿肌的不自主收縮所導致的急尿

感，隨即產生不自主的漏尿狀況。

　　建議至少記錄連續 2-3 天的排尿狀況，將每天的排尿時間、排尿量、喝水量，是否有產生急尿的感覺，以及尿失禁的次數，全部記錄下來。針對複雜的病患，甚至可以連續記錄 7 天的排尿日記，以作為判斷的標準。

頻尿

　　簡單界定頻尿指的是白天小便次數至少或大於 8 次，夜間排尿至少大於兩次，每次排尿的量都少於 200cc。

多尿性頻尿

排尿次數增加，每次的尿量也不少，大於 200cc 以上。

多尿症

24 小時的尿液製造量很多，超過每公斤 40cc，且不論是白天或者是夜間的排尿量都一樣很多。

夜間多尿症

簡單定義為：夜間排尿量佔一整天 24 小時總尿量比例大於 33%，年紀大的患者，如果夜尿次數增加，容易伴隨增加摔倒、骨折的危險性，危險增加的比率大約是 30%。夜間多尿症的佔比在中年是 20%，在年紀超過 65 歲以上的老人，則是 33% 以上。

混合性尿失禁

合併有應力性尿失禁與急迫性尿失禁二種的症

狀。引發可能原因包括泌尿道感染、陰道炎、子宮肌瘤或子宮脫垂等。

結構性尿失禁

當泌尿系統與其他器官或皮膚存在有相連通的管道時，即會發生結構性尿失禁。意即可能有瘻管的存在，包括了尿道與陰道間的瘻管，或是輸尿管與陰道間的瘻管。或是尿路結構異常，例如輸尿管出口異位，也會造成尿失禁。此類狀況的尿失禁一般是持續不間斷地漏尿。

尿失禁的診斷

　　包括病史詢問、身體理學檢查。詢問是否有過往相關部位或範圍的手術紀錄、有無攝護腺肥大或攝護腺腫瘤手術的病史，以及其他藥物的使用狀況，檢查腰、薦椎部位是否有手術的疤痕。

　　臨床上需詢問並記錄病人尿失禁的頻率、發生時間、尿失禁的尿量、有無任何誘發因子。此一評估方式可透過排尿日記的記錄，以獲得更多的資訊。了解病人平時自我尿失禁的防護措施，有無尿墊的使用，尿墊使用量的多寡，都可以間接推知尿失禁嚴重及困擾的程度。

排尿日記

　　利用排尿日記來記錄一整天每次小便的時間與次數,同時記錄是否有尿失禁或是急尿的情形,可以幫助了解每天排尿狀況,對自我膀胱管理、醫師診斷,及日後追蹤都有很大的幫助。一般視需求連續記錄 3-5 天。

排尿記錄

解尿符號:○/　漏尿符號:✔　/急尿符號:✕

解尿

- 只要去廁所排尿,在日誌對應時間紀錄一次解尿符號「○」;解便時有排尿情形也算。
- 假使起身沒多久又回去解尿,就算只尿了一點點,也必須另外記錄一次。

漏尿

- 只要感覺漏尿不論多寡，在日誌對應的時間記錄一次漏尿符號「✔」，並寫出什麼動作下造成的漏尿。
- 不知覺的漏尿，則在發現內褲濕的時間點記錄。

急尿

- 距離上次解尿時間不到一小時，中間沒有喝500cc 以上的水，卻突然有強烈急著想解尿的感覺，則在日誌對應的時間記錄一次急尿符號「✖」。
- 若因憋尿 4-5 小時以上，產生明顯急尿感不算在內。

日期	/　/	/　/	/　/
00:00~01:00			
01:00~02:00			
02:00~03:00			
03:00~04:00			
04:00~05:00			
05:00~06:00			
06:00~07:00			
07:00~08:00			
08:00~09:00			
09:00~10:00			
10:00~11:00			
11:00~12:00			

日期	/ /	/ /	/ /
12:00~13:00			
13:00~14:00			
14:00~15:00			
15:00~16:00			
16:00~17:00			
17:00~18:00			
18:00~19:00			
19:00~20:00			
20:00~21:00			
21:00~22:00			
22:00~23:00			
23:00~24:00			

日常生活中，尿失禁的自我檢視

若有以下狀況就打「✔」：

☐ 一天 24 小時排尿次數超過 8 次（包括晚上）。

☐ 半夜起床排尿 2 次以上。

☐「看到廁所，就順便去上一下吧」，習慣一看到廁所就上或是要離開家裡就先去上廁所。

☐ 咳嗽、打噴嚏、大笑、拿重物，或起身、跑跳就漏尿。

☐ 聽到水聲就漏尿。

☐ 想排尿卻來不及脫褲子就漏尿。

若是有打勾，表示可能有尿失禁或是頻尿、夜尿的問題，建議改變生活習慣，並做骨盆底肌運動，平常多做骨盆底肌運動也能保養，預防骨盆底肌鬆弛與尿失禁。若是症狀沒有得到改善，建議到醫院就診，尋求更進一步的協助。

尿失禁評估方式

棉籤試驗

主要是用以測量膀胱頸和尿道的移動角度,當棉籤試驗超過 30 度時,則定義為尿道過度移動,還需做直腸肛門的評估以確定肛門括約肌的狀況。

陰道檢查

用以確定有無骨盆腔臟器脫垂的現象。

尿道檢查

可利用膀胱鏡確定尿道的通暢情形,是否有膀胱頸過高或膀胱脫垂的情形,並確認膀胱腔內有無病灶。

尿液檢查

確定是否有泌尿道發炎感染，甚或伴隨血尿等疑似癌症的狀況。

血液腎功能檢查

確定是否有腎臟損傷。

殘餘尿量的測定

當殘餘尿量小於 5cc 時，代表膀胱可完全排空；如果殘餘尿量大於 200cc 以上，則認為膀胱的排空功能不佳。因此正常值通常定為 0cc-100cc，當殘餘尿量多、且合併有膀胱內壓過高的狀況，可能會導致上尿路系統(腎臟或輸尿管)的併發症(如積水)。尿失禁的診斷與評估可經由病史、身體檢查、尿路動力學檢測及相關檢查，來判定病人為何種類型的尿失禁。

後記
老人疾病，
多仰賴家人的觀察發現

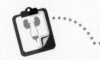

　　很多老人家對泌尿問題會覺得這不是疾病，我們做過統計，攝護腺肥大，在臺灣有三分之一的老人，覺得這是老化，不是疾病，但是就醫生的角度來看，其實這就是疾病，為什麼呢？因為這是可以矯正的，是可以改善的。

　　如果誤認為是老化，就盲目順從、認命，會對生活品質，甚至對生理造成嚴重的危害。如果能提早介入，現在藥物也很進步，醫師可以幫忙判斷需不需要治療？是不是真的老化？或者是疾病所造成？

　　一旦是疾病所造成的，我們就會建議怎麼去讓造成的損害或是影響降到最低。對病患的年輕家人，希望能經由這本書中的一些簡單訊息，提早知

　　道家中長輩可能面臨了什麼樣的狀況，可以主動去
觀察。譬如原本喜歡旅遊的老人家，為什麼會對出
門走走變得推三阻四？是懶得出門嗎？還是有所顧
慮？

　　平時多觀察家中長者的生活，就會發現其實家
中的長輩可能是有某些困擾他的問題，有說不出口
的難言之隱；這是年輕人可以幫他（她）發現的。
事實上，很多老年患者的疾病發覺，都需要依靠身
邊的家人警覺；重點是家人對於疾病的衛教概念要
知道，日後照顧起來自己也輕鬆。

　　舉例來說，糖尿病可能會造成全身的影響，可
是很多人平日沒有監測血糖的習慣，可能只知道不
要吃太甜就好了，但是或許平時的血糖控制其實早

就很糟糕了，只知道控制血糖，卻不知道該進一步去監測視網膜有沒有病變？腎臟功能有沒有受到影響……

同理可證，攝護腺肥大、排尿狀況不好，或女性尿失禁、漏尿，並不是使用紙尿褲或護墊、抑或是怕有味道就不要出門，這樣的消極作法就可以解決的……用非正面的方法去解決問題，更可怕，也很可惜。

以現在臺灣醫療的方便性跟醫療的進步，請病友們別自我放逐了，應該懂得尋求醫療的協助與治療，進一步改善日常生活品質，讓自己活得更有尊嚴與快樂。

國家圖書館出版品預行編目（CIP）資料

尿路快意通／吳勝堂著-- 初版. --
臺北市：大塊文化, 2018.12
　面；　公分. --（Care ; 61）
ISBN 978-986-213-939-4（平裝）
1.泌尿生殖系統疾病　2.健康照護
415.8　　　　　　　　107019177

CARE

Good Care ,
Good Living

CARE

Good Care ,
Good Living